D1562028

Guía de la aromaterapia

41 aceites esenciales para cuidarte de manera sencilla y eficaz

DANIÈLE FESTY
ISABELLE PACCHIONI

Guía de la aromaterapia

41 aceites esenciales para cuidarte
de manera sencilla y eficaz

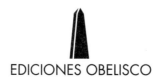

EDICIONES OBELISCO

Si este libro le ha interesado y desea que le mantengamos informado
de nuestras publicaciones, escríbanos indicándonos qué temas son de su interés
(Astrología, Autoayuda, Ciencias Ocultas, Artes Marciales, Naturismo,
Espiritualidad, Tradición...) y gustosamente le complaceremos.

Puede consultar nuestro catálogo en www.edicionesobelisco.com

*Los editores no han comprobado ni la eficacia ni el resultado de las recetas, productos,
fórmulas técnicas, ejercicios o similares contenidos en este libro. Instan a los lectores
a consultar al médico o especialista de la salud ante cualquier duda que surja.
No asumen, por lo tanto, responsabilidad alguna en cuanto a su utilización
ni realizan asesoramiento al respecto.*

Colección Salud y Vida natural
GUÍA DE LA AROMATERAPIA
Danièle Festy e Isabelle Pacchioni

1.ª edición: octubre de 2016

Título original: *Guide de poche d'aromathérapie*

Traducción: *Mireia Terés*
Corrección: *M.ª Jesús Rodríguez*
Maquetación: *Juan Bejarano*
Diseño de cubierta: *Enrique Iborra*

© 2014, Leduc.S Éditions, por acuerdo con IMC Ag. Lit., España
(Reservados los derechos)
© 2016, Ediciones Obelisco, S. L.
(Reservados los derechos para la presente edición)

Edita: Ediciones Obelisco, S. L.
Collita, 23-25 - Pol. Ind. Molí de la Bastida
08191 Rubí - Barcelona - España
Tel. 93 309 85 25 - Fax 93 309 85 23
E-mail: info@edicionesobelisco.com

ISBN: 978-84-9111-144-3
Depósito Legal: B-17.258-2016

Printed in Spain

Impreso en España en los talleres gráficos de Romanyà/Valls, S.A.
Verdaguer, 1 - 08786 Capellades (Barcelona)

Introducción

Éste es un libro único en su género. Fruto del trabajo de dos especialistas, cada una en su terreno, recopila las informaciones y los consejos más relevantes, los más prácticos y los más eficaces para que podamos cuidarnos a través de la aromaterapia. Va dirigido a todos aquellos que quieran tomar las riendas de su salud, a las madre de niños pequeños (la siempreviva es extraordinaria contra los moretones, los golpes y los chichones) y grandes (para las infecciones respiratorias o el acné no hay nada más eficaz que la aromaterapia), a todos aquellos que sufren malas digestiones, el sueño perturbado, dolor de espalda, encías doloridas o migrañas reincidentes. ¡Y eso es mucha gente!

Los aceites esenciales son ideales para tratar a toda la familia en el día a día, siempre que se utilicen de forma correcta y en el momento oportuno. Son productos extremadamente eficaces, fiables y naturales que responden a la creciente necesidad de curarnos deprisa y del todo respetando siempre nuestro organismo. Es igual que la medicina según Hipócrates: «De entrada, no perjudicar».

Agradables, perfumados y embriagadores, los aceites esenciales también son feroces contra los microbios o los dolores, y no tienen piedad del estrés. ¡Son una mano de hierro con guante de terciopelo!

¿Un problema? ¡Una solución!

A cada situación, su aceite esencial: el pino, la ravintsara y el eucalipto calman los órganos vitales, al tiempo que destruyen los microbios; la lavanda rebaja las quemaduras mientras que la lavanda fina relaja;

el laurel calma los dolores; el árbol del té lucha contra la micosis; la menta favorece la digestión… En resumen, los aceites esenciales nos ayudan a vivir mejor en nuestro día a día.

Los consejos que encontrarás a lo largo de estas páginas son extremadamente prácticos y accesibles para todos. No hallarás nada más sencillo. Sin embargo, a pesar de que nuestras recomendaciones sean fiables y certeras, en ningún caso sustituyen la opinión de un médico. Te invitamos a acudir a un especialista en caso de que tu estado general sea preocupante (fiebre alta, síntomas anormales, mucho cansancio, dolores fuertes…), se trate de un niño o de una persona frágil (un enfermo, una persona mayor o un minusválido). En cualquier otro caso, y teniendo en cuenta que la acción de los aceites esenciales es muy rápida, casi espectacular, si no mejoras enseguida es porque el diagnóstico no era correcto o porque no has utilizado el aceite esencial indicado; consulta con un médico o un farmacéutico para acelerar el inicio de un tratamiento adaptado a tu caso.

Los aceites esenciales en 23 preguntas-respuestas

Está demostrado empíricamente que hace siglos que el hombre utiliza aceites esenciales, básicamente por fumigación o por fricción. En el antiguo Egipto, 4.000 años a. C., ya embalsamaban a los muertos con estos preciados compuestos vegetales. ¡Los cuerpos de los faraones han resistido el paso del tiempo en un estado de conservación tan excepcional gracias a los aceites esenciales! Sin embargo, la historia ha preferido quedarse con el proceso de fabricación de la cerveza, del que los egipcios también eran unos auténticos maestros… No fue hasta 1887 que Chamberlain estudió las actividades de los aceites esenciales del orégano, el clavo de olor y la canela sobre el bacilo del carbón (*Bacillus anthracis*). Los estudios posteriores fueron confirmando el poder antibacteriano y antifúngico (antihongos) de los aceites esenciales, y sobre grandes «espectros»: ¡un único aceite puede combatir con eficacia una gran cantidad de temibles gérmenes!

1. ¿Qué es un aceite esencial?

El aceite esencial es el extracto vegetal más potente. Los aceites vegetales no están presentes en todas las plantas, únicamente en las denominadas «aromáticas». Es la propia esencia de la planta. Cuando pelas una naranja o una mandarina, o te acercas un racimo de lavanda a la nariz, el olor que desprenden es la esencia, lo que se convertirá en aceite esencial después de un proceso de destilación o expresión mecánica. Sin embargo, este perfume no sólo transporta moléculas aromáticas, también encierra un determinado número de sustancias químicas con acciones terapéuticas muy potentes.

Entre otras, algunas son antisépticas, otras son antivíricas, y otras calmantes o cicatrizantes.

Las plantas, flores y otros árboles con esencias no podrían sobrevivir sin sus aceites esenciales, porque es lo que las protege de cualquier agresión o ataque externo.

2. ¿Qué es la aromaterapia?

Es el uso de los aceites esenciales con fines terapéuticos. La palabra «aromaterapia» no apareció hasta el año 1930 y es una rama de la fitoterapia. Esta última ciencia se divide en numerosas formas (tisanas, extractos secos o fluidos, macerados, siropes, suspensiones integrales de plantas frescas…) utilizando distintas partes de la planta. En la aromaterapia, casi siempre se utiliza únicamente una parte de la planta, aunque a veces se usa la planta entera. Además, las técnicas de extracción del aceite esencial son más delicadas que las que utiliza la fitoterapia. El aceite esencial que se obtiene es muy activo a nivel terapéutico y hay que utilizarlo con determinadas precauciones.

3. ¿Cómo se extrae el aceite esencial de una planta?

En función del vegetal utilizado, existen varios métodos. No se extrae de la misma forma el aceite esencial de la corteza de la canela que el de la mandarina. Los dos métodos de extracción más habituales son:

1. Destilación: es el más utilizado, puesto que se aplica a la mayor parte de los vegetales. Se «envía» vapor de agua sobre la planta, un vapor que se cargará de esencia al paso de la fracción volátil

que un aparato especial «recuperará» por enfriamiento. Decimos que se obtiene un aceite esencial.

2. Expresión: se prensa de forma mecánica la parte de la planta en cuestión para obtener las esencias. El caso más típico es el de los cítricos (naranja, limón, mandarina). Decimos que se obtiene una esencia.

El resultado, el aceite esencial, está considerado como la quintaesencia de la planta. Por eso los frascos son pequeños y pueden parecer caros, pero apenas se utilizan unas gotas en cada aplicación.

Ahora es muy fácil comprender por qué la manipulación de los aceites esenciales debe ser precisa y rigurosa. ¡Una gota es una gota, no son dos!

4. ¿Qué propiedades tienen los aceites esenciales?

Teniendo en cuenta su extraordinaria riqueza en moléculas bioquímicas distintas, a menudo más de 200, es fácil entender que cada aceite esencial posee varias propiedades. Todo lo contrario que los medicamentos clásicos, que generalmente encierran una molécula viva que corresponde a una propiedad.

Además, todos los aceites esenciales son más o menos antisépticos. No olvides que su función principal es proteger a la planta de forma natural contra las enfermedades, las invasiones de parásitos, etc.

5. ¿Cómo actúan?

Los aceites esenciales deben su eficacia terapéutica a su composición química extremadamente potente y compleja. Determinadas moléculas matarán las bacterias, otras impedirán que se reproduzcan, otras incluso contribuirán a reparar la piel afectada, o estimularán o ralentizarán los intercambios de neurotransmisores en el cerebro. Este último punto explica la destacable eficacia de muchos aceites esenciales ante los problemas nerviosos.

6. ¿Cómo es posible que los aceites esenciales aplicados sobre la piel curen un órgano interno del cuerpo?

Cuando aplicas un aceite esencial sobre la piel, los principios activos atraviesan la epidermis para incorporarse al riego sanguíneo. Y, desde allí, llegan al órgano enfermo. De ahí que, minutos después de un masaje en la columna o en la planta de los pies con aceite esencial de eucalipto (con la finalidad de curar una bronquitis), el aliento desprenda un agradable aroma a... ¡eucalipto! Es fácil adivinar el proceso: los activos han pasado a la circulación y han llegado a los pulmones. Y lo mismo se aplica al sistema digestivo o renal, los problemas nerviosos, los dolores de cabeza, etc. Además, como si actuar deprisa y bien no fuera suficiente, los aceites esenciales se mantienen activos mucho tiempo dentro del organismo (alrededor de unas seis horas).

Por eso, en este libro, aconsejamos mucho la aplicación por vía externa para tratar problemas de orden general, y no únicamente para mejorar la condición de la piel.

¿Te estás preguntando si la eficacia de los aceites esenciales se ha probado y demostrado? La respuesta es que sí, ¡y varias veces! Tomemos, por ejemplo, un dolor de cabeza. Se han realizado dos estudios controlados centrados en la menta piperita (en aplicación local) frente a un producto placebo y un paracetamol de 1 g. El resultado ha demostrado que la menta piperita es superior al placebo e igual de potente que un paracetamol de 1 g. En cuanto al aceite esencial de lavanda, ha demostrado su poder en los casos de cefaleas tensionales asociadas a las contracturas cervicales, en colaboración con la acupresión.[1] Los estudios han tenido en cuenta el alivio rápi-

---

1. Es decir, aplicadas en el punto correcto de la cara, el cráneo y la nuca.

do (en algunos casos, 5 minutos después de la aplicación) y duradero (ninguna recaída en las 12 horas posteriores). Un auténtico sueño para las víctimas de dolores de cabeza, a pesar de que en la actualidad existen unos rollos «anti dolor de cabeza», elaborados a base de varios aceites esenciales analgésicos, muy prácticos, puesto que sólo tienes que guardarlos en el bolso y utilizarlos ante los primeros síntomas.

7. ¿Son realmente eficaces los aceites esenciales?

¡Su eficacia es espectacular! Desde hace siglos teníamos pruebas empíricas, puesto que la aromaterapia es una de las medicinas más antiguas y, si ha sobrevivido, será por algo. Pero, sobre todo, existen más de 14.000 estudios científicos de muy alto nivel, y todos publicados en revistas médicas (disponibles a través de la web rigurosamente seria Medline, que agrupa la integridad de las investigaciones médicas internacionales publicadas; es decir, que están validadas por expertos independientes). Y más concretamente, ¡todos los usuarios quedan perplejos ante la eficacia de los aceites esenciales y están encantados de la rapidez de acción!

8. ¿Realmente se puede limpiar el aire de una habitación o de una oficina mediante la difusión de aceites esenciales?

Sí, es una de las mejores formas de conseguirlo. ¡Y el resultado es verdaderamente prodigioso! No hay nada más eficaz para prevenir las epidemias otorrinolaringológicas,[2] y evitar que se propaguen por la casa o la oficina. Puesto que la mala calidad del aire interior favorece la aparición de problemas respiratorios, su empeoramiento o su cro-

---

2. De ahora en adelante, las sigla ORL harán referencia a «otorrinolaringológico». *(N. de la T.)*

nicidad, y que no contribuye para nada a conciliar un sueño reparador, no tenemos nada que perder.

La prueba de la eficacia antivírica, antibacteriana, antiácaros y antifungicida de los aceites esenciales hace tiempo que se ha demostrado ampliamente. Tomemos, por ejemplo, los estudios realizados alrededor del producto «Puressentiel Aire Sano: espray aéreo sano elaborado a base de 41 aceites esenciales» (laboratorios Puressentiel). Se han analizado sus capacidades de luchar contra los virus y las bacterias más habituales, los hongos (levaduras y humedades, habitantes habituales e involuntarios de nuestras habitaciones), y los ácaros.

En total, 12 estudios[3] validan la eficacia y la buena tolerancia de este espray para limpiar y sanear el aire interior (casa, oficina, coche...) y respirar un aire más sano en el día a día. También limita las fuentes de epidemias y alergias.

Gracias a sus propiedades acaricidas, bactericidas, virucidas y fungicidas demostradas, este espray aéreo también supone una gran ayuda contra el asma alérgico. Sus aceites esenciales, efectivamente, son capaces de eliminar los ácaros del aire interior sin la agresividad de un aerosol clásico. En realidad, la eficacia de los productos de síntesis que están disponibles en la actualidad es inconstante y cada vez más resultan irritantes para los bronquios de los asmáticos. ¡Ellos que lo que buscan, por todos los medios, es reducir las mucosas respiratorias!

Hay que destacar que la eficacia del Puressentiel Aire Sano también se ha probado sobre las polillas de la ropa y los chinches del colchón. Los destruye y los repele con eficacia, ¡un motivo más para utilizarlo de forma regular en los espacios interiores!

---

3. Estudios científicos Puressentiel Aire Sano: espray aéreo sano elaborado a base de 41 aceites esenciales.

9. ¿En qué casos no hay que utilizar aceites esenciales?

En la mayor parte de los casos y como medida de seguridad, las mujeres embarazadas no deben utilizar aceites esenciales durante los tres primeros meses del embarazo. Durante los dos últimos trimestres, deben acudir a la consulta de un médico o consultar con un farmacéutico especialista en aromaterapia. Probablemente, determinados aceites esenciales sean absolutamente inofensivos y no presenten ningún riesgo para el embarazo. No obstante, como medida de precaución y ante el estado actual de los conocimientos, preferimos evitarlos. Los aceites esenciales contienen múltiples componentes, y algunos podrían ser potencialmente nocivos para el feto. ¡Nunca se sabe!

Aparte de esto, existen restricciones de uso. No todos los aceites esenciales están adaptados a determinadas personas. Los niños pequeños (menores de 6 años) sólo deben tomar los aceites esenciales, las dosis y las formas apropiados a su edad. Las personas epilépticas, los ancianos y las que sufren enfermedades crónicas deben pedir consejo antes de utilizar determinados aceites esenciales.

10. ¿Por qué hay que comprar los aceites esenciales en un circuito de venta fiable?

Porque existe un auténtico tráfico de aceites esenciales. Debido a la intensa demanda por parte del gran público, las imitaciones y los productos de calidad mediocre han florecido por todas partes. Incluso en algunas tiendas un poco «especializadas» encontramos productos más o menos puros, y que a veces incorporan moléculas de síntesis (es decir, que no son naturales y, por lo tanto no son eficaces, e incluso son peligrosas). Te recomendamos que compres los aceites esenciales en una farmacia o parafarmacia, donde se obliga a los fabricantes a entregar expedientes de control muy completos, y donde los farmacéuticos verifican muchos parámetros ante cada entrega, pues ellos son los responsables de los productos que comercializan. Conocen bien a los distribuidores que, a su vez, conocen a los fabricantes; la trazabilidad es absoluta y, en caso de algún problema, es muy fácil localizar un lote. No sucede lo mismo en un mercado, en una tienda de perfumes o, aún menos, en Internet. ¿Sabías que, en el siglo XV, a los farmacéuticos los llamaban... *aromatherii*? ¡Para que veas la importancia de los aceites esenciales en el arsenal terapéutico, ya en aquella época!

11. ¿Se pueden tomar aceites esenciales durante el embarazo?

Como ya hemos comentado en la pregunta 9 de una forma general, está prohibido utilizar aceites esenciales durante el primer trimestre del embarazo. Durante los dos últimos, algunos sí que se pueden utilizar, pero únicamente bajo consejo de un profesional de la salud (médico o farmacéutico) especialista en aromaterapia.

Si estás embarazada, habla siempre con tu médico o tu farmacéutico antes de utilizar un aceite esencial. Recuerda que, por un principio de precaución y salvo prescripción médica, es mejor evitarlos durante todo el embarazo. Y lo mismo se aplica en el caso de las madres lactantes, puesto que los aceites esenciales se transmiten a través de la leche materna.

12. ¿Se pueden aplicar aceites esenciales a un bebé o a un niño pequeño?

¡Sí! A estas edades, los pequeños son muy receptivos, aunque es cierto que hay algunos aceites que están prohibidos para los menores de 3 meses y otros para los menores de 6 años. A partir de esa edad, la mayor parte de los aceites esenciales se pueden utilizar de una determinada forma; hay que adaptar la posología y las vías de administración, preferiblemente rectal o cutánea. En general, hay que dividir entre dos o cuatro (según la edad) la cantidad de gotas de aceite esencial que se vayan a utilizar.

Antes de usar un aceite esencial en un niño por primera vez, pedir siempre consejo a un especialista.

13. ¿Por qué hay que mezclar los aceites esenciales con aceites vegetales antes de aplicarlos sobre la piel?

Porque, a menudo, los aceites esenciales son demasiado potentes para utilizarlos de forma pura, y menos sobre grandes superficies de piel. Correrías el riesgo de irritar la piel. Y, como no son solubles con agua, hay que mezclarlos con un cuerpo graso (el aceite vegetal) o con una sustancia diseñada con esa finalidad (una base para el baño).

Cada aceite vegetal también posee sus propiedades, que refuerzan las del aceite esencial. Por ejemplo, el aceite de almendra dulce tiene propiedades calmantes. Es el ideal para los bebés. El aceite de palo María mejora la circulación. Está particularmente indicado para los problemas circulatorios y linfáticos. El aceite de nueces de macadamia es muy penetrante. El aceite de germen de trigo, que es excepcionalmente nutritivo, es perfecto para los cuidados de la piel y las uñas. El aceite de hipérico calma las quemaduras. Los aceites de ricino, de coco o de jojoba cuidan el cabello, y el de nuez se suele añadir a las fórmulas para adelgazar.

14. ¿Pueden ser peligrosos?

Los aceites esenciales son muy potentes. Pueden provocar efectos secundarios, sobre todo si no se utilizan bien (un diagnóstico erróneo, una posología incorrecta, una vía de administración mal adaptada, cantidades inadecuadas…). Las consecuencias pueden ser desde «benignas» a «graves»: irritaciones, alergias, perturbaciones hormonales, o epilepsia. Sin embargo, estos efectos secundarios únicamente se producen después de una mala administración de aceites esenciales.

Las dosis tóxicas dependen del aceite. Evidentemente, si sigues los consejos de uso del libro, no tienes nada que temer.

15. ¿Por qué son tan exactos los nombres de los aceites esenciales?

Porque la aromaterapia es una ciencia exacta. Por eso, al nombre del aceite (por ejemplo, «tomillo») se le añade su quimiotipo (por ejemplo «de linalol»). Existe una gran variedad de tomillos (de tuyanol, de linalol, de timol, etc.), y cada uno tiene sus propias propiedades. El tomillo de linalol, por ejemplo, es extremadamente eficaz para los problemas ORL, y no supone ningún peligro para los niños pequeños, cosa que no sucede con el tomillo de timol. Y lo mismo debe aplicarse a todos los aceites: la lavanda fina no tiene las mismas propiedades que la lavanda, etc.

16. ¿Se pueden utilizar los aceites esenciales como productos cosméticos?

¡Por supuesto! Hay numerosos aceites esenciales que participan activamente en la belleza de la piel, el pelo, las uñas, algunos ayudan a eliminar la celulitis… Como atraviesan la barrera cutánea con tanta facilidad, actúan en profundidad. ¡Son cosméticos naturales, 100 % seguros y eficaces! El geranio, el árbol de palo de rosa y el árbol del té se suelen utilizar para que estemos más guapos, aunque el ylang-ylang y la siempreviva también son muy preciados. Se utilizan mezclados con aceite vegetal en la crema hidratante, el champú o la mascarilla.

17. ¿Por qué algunos son más caros que otros?

Las diferencias de precio entre unas marcas y otras siempre son consecuencia de una diferencia en la calidad del producto. Por ejemplo, si encuentras un aceite esencial de lavanda de una marca mucho más barata que otra, puedes estar seguro de que, en el primer caso, el fabricante hace la vista gorda con la calidad del producto; por ejemplo, la materia prima procede de China, donde no existen los controles, o se trata de otra variedad menos rica en principios activos.

No obstante, dentro de una misma gama de productos, el lentisco es casi tres veces más caro que el árbol del té. Y es normal, puesto que el precio refleja el «rendimiento» de la planta.

Determinadas plantas dan mucho aceite esencial (como, por ejemplo, los frutos del árbol del clavo, de los que se extrae 1 kilo de aceite a partir de 10 kilos de clavos), y otras menos (como la rosa, por ejemplo, que apenas da unos gramos de aceite por cada 100 kilos de pétalos).

Este rendimiento aleatorio explica, en gran parte, las enormes diferencias de precio entre un aceite esencial y otro.

18. ¿Cómo puedo estar seguro de comprar un aceite esencial bueno?

Existen distintas calidades, e incluso falsificaciones (perfumes de síntesis) que no favorecen en nada a la salud; es el caso de la mayoría de productos que se comercializan para perfumar y desodorizar las casas. Los mayores consumidores de aceites esenciales son las industrias de perfumería, cosmética, agroalimentarias y detergentes. En estos casos, únicamente buscan obtener las calidades perfumadoras o aromatizantes de los aceites esenciales al menor precio. Únicamente los aceites esenciales 100 % naturales y 100 % puros tienen auténticas propiedades terapéuticas y son 100 % activos. En estos casos, pueden curar y prevenir numerosos males cotidianos. Busca en el frasco las siglas HEBBD (*huile essentielle botaniquement et biochimiquement définie*), AEQ (aceite esencial quimiotipado), BIO si se trata de una planta cultivada o «Aceite esencial 100 % puro, natural y quimiotipado».

Estas siglas indican que aportan todas las precisiones necesarias relativas al origen botánico, el órgano reproductor de la planta y el perfil bioquímico.

–Únicamente la nomenclatura en latín de la especie botánica es suficientemente precisa. Así se salvan los escollos de los nombres comunes. Cuando existen varios tipos de aceites esenciales «cercanos», como en el caso de la lavanda o del tomillo, el latín permite que todos los botanistas del mundo hablen el mismo idioma.

–Hoja, brote, corteza, pétalo... La mención del *órgano productor* (*o.p.*) también permite ser más preciso, puesto que algunas especies producen aceites esenciales diferentes dependiendo del órgano destilado.

–Las *especificidades bioquímicas* (*e.b.*) son otro indicador útil que dirige hacia las propiedades específicas del aceite esencial del frasco. Es cierto que estas especificidades cambian mucho en función del país, el suelo, el clima, la altitud, etc.

19. ¿Es obligatorio que un aceite esencial sea biológico?

En la actualidad, es imposible proponer una gran gama de aceites esenciales con el logo de Agricultura Biológica por dos sencillas razones:

1. Es imposible encontrar determinadas plantas en el mercado biológico.
2. Muchos aceites esenciales provienen de países lejanos cuyos productores no realizan los trámites de certificación biológicas por motivos económicos. Poner en marcha estructuras de control de este tipo les saldría demasiado caro. Aunque eso no les impide trabajar de forma tradicional y sin pesticidas.

Así pues, busca la definición «puro y natural» en la etiqueta del frasco. Un aceite esencial «100 % puro y natural» es una garantía de calidad.

20. ¿Son realmente eficaces las fórmulas listas para usar (espray, roll-on, baños, bálsamos o aceites de masaje)?

Sí. Estos productos son muy aconsejables. Ya se trate de un roll-on contra los granos o los dolores de cabeza, un espray limpiador del ambiente, un gel contra las «pupas» o cualquier otra mezcla bien formulada, como una preparación farmacéutica, por ejemplo. Los aceites no sólo actúan en sinergia (suelen ser más eficaces varios que uno solo), sino que además las fórmulas están estudiadas para descartar cualquier riesgo de toxicidad o irritación cutánea. Además, permiten ofrecer texturas agradables y/o adaptadas, como el gel, el espray (especialidades) o las cápsulas, óvulos o supositorios (preparados farmacéuticos). En definitiva, recurrir a estos productos es económico. Tomemos por ejemplo el espray elaborado a base de 41 aceites esenciales; ¡comprar los 41 frascos individuales para fabricar tú mismo la mezcla te costaría una fortuna!

No obstante, nada te impide elaborar tus propias mezclas, con la condición de que sean sencillas, con 3 o 4 aceites como máximo. Es muy agradable poder prepararte «tu» aceite de baño, siempre respetando el número de gotas recomendado.

21. ¿Puedo utilizar aceites esenciales si ya estoy tomando homeopatía o hierbas?

Sí, siempre que no te tomes ambos tratamientos al mismo tiempo. Debes respetar una pausa de una hora, mínimo, entre ambos. Tómate, por ejemplo, el granulado homeopático o las hierbas a las ocho, y los aceites esenciales a las nueve. Tómate siempre primero los medicamentos homeopáticos y, una hora después, los aceites esenciales.

22. ¿Cuánto tiempo se conserva un frasco de aceite esencial? ¿Tengo que conservarlo en la nevera?

La mayoría se conservan perfectamente bien entre 3 y 5 años, siempre que sigas algunas indicaciones estrictas. Hay que preservarlos del aire, el calor y la luz, sobre todo las esencias de cítricos (limón, mandarina…) o de lentisco, que debe estar lejos también de focos o luces halógenas. La conservación perfecta es a temperatura ambiente, dentro de un armario cerrado, lejos de la vista y el alcance de los niños.

23. ¿Qué hacer en caso de «accidente» con un aceite esencial?

En caso de un problema externo: Si te cae una gota en el ojo o la piel «te quema» en el lugar donde te lo has aplicado, recurre siempre al aceite vegetal; lava la zona en cuestión con aceite (de almendra dulce, de girasol, de oliva… cualquiera servirá) para diluir el aceite esencial y reducir inmediatamente el dolor.

En caso de problema interno: Si, desafortunadamente, ingieres medio frasco de aceite esencial, por ejemplo, ponte en contacto INMEDIATAMENTE con el centro de intoxicaciones de tu zona y llama a emergencias médicas. No esperes a experimentar síntomas para pedir ayuda. No bebas nada (¡ni agua, ni leche, ni aceite!) y no fuerces el vómito. Respeta las instrucciones.

¿Cómo utilizar los aceites esenciales?

Los ingerimos

Como no se disuelven en el agua (no son hidrodispersables), no hay que mezclarlos con agua o infusiones, sino mezclar con un poco de miel o aceite vegetal o, si no, con un azucarillo o un comprimido neutro (de venta en farmacias). También se pueden utilizar en la cocina e integrarlos a un plato, ¿por qué no? Algunos aceites esenciales dan pie a ello, como la albahaca o la lavanda.

Los inhalamos

También podemos aprovechar sus beneficios mediante inhalaciones secas (directamente sobre un pañuelo) o húmedas (en un cuenco de agua caliente). Asimismo se pueden añadir unas gotas a un difusor o, en su defecto, en un plato de cristal o de porcelana colocado cerca de una fuente de calor, con la finalidad de sanear el ambiente (oficina, habitación…) o de crear una atmósfera delicada y perfumada.

Evita los platos o dispositivos de barro que se colocan directamente encima de la fuente de calor. Un calor demasiado intenso desnaturaliza el aceite esencial y resulta menos activo.

Los aplicamos sobre la piel

Los aceites esenciales atraviesan la barrera de la piel muy deprisa y se integran al flujo sanguíneo y, de ahí, llegan al órgano «final». Por eso no debe extrañarte encontrarte con consejos de masaje para una afección en una zona alejada del lugar de aplicación. Por eso mismo, el eucalipto aplicado en la planta del pie te provocará un aliento con un agradable perfume a los pocos minutos de la aplicación.

Se puede aplicar el aceite esencial puro en pequeñas zonas cutáneas (corte, grano…) pero, en general, se mezcla con una «base» que suele ser un aceite vegetal, una crema o un gel.

Hacemos baños

Baños de pies, de manos, derivativos, de cuerpo entero; he aquí otra excelente forma de beneficiarnos de los aceites esenciales. También actuarán:

–Por penetración epidérmica sobre el conjunto del cuerpo.
–Por dispersión en la atmósfera del baño y penetración por las vías respiratorias.

Aparte del momento de descanso, es un auténtico «placer» cuando no te encuentras bien. Siempre debes mezclar los aceites esenciales con leche o una base para el baño (las recomendadas, que no son grasas) antes de diluirlo en el agua del baño, que no debe nunca sobrepasar los 37 °C porque, si no, los aceites se quedan en la parte superior del agua y existe el riesgo de que quemen la piel.

Dosis aconsejadas

Esta pequeña tabla es indicativa. Las dosis pueden variar en función del aceite esencial o de la afección que quieras tratar.

Dosis aconsejadas		¿Para qué uso?
Ingesta	2 gotas, 3 veces al día con un soporte: 1 comprimido neutro, 1 cucharadita de miel, de aceite de oliva o ¼ de azúcar. ¡Excepto indicación específica, no debes jamás ingerir un aceite esencial puro o mezclado con agua! Máximo que debes sobrepasar (excepto por prescripción médica): -Adultos: 2 gotas por toma, 8 gotas al día. -Menores de 6 años y personas mayores: acudir a un médico o a un farmacéutico.	Digestión, eliminación Dolores Ánimo y equilibrio Estrés, sueño, relajación Estados febriles, defensas naturales Sistema respiratorio
Baño	10 gotas mezcladas con una cucharada de base para el baño, aceite vegetal o leche.	Piel Dolores (articulares o musculares) Ánimo y equilibrio Estrés, sueño, relajación Sistema respiratorio
Baño de pies	-Adultos: 6 gotas mezcladas con una cucharadita de base para el baño, aceite vegetal o leche. -Niños: 4 gotas.	Estrés, sueño, relajación Piel Circulación

Dosis aconsejadas		¿Para qué uso?
Difusión	Seguir las recomendaciones del fabricante. Si no tienes difusor, coloca 4 o 5 gotas en un plato cerca de una fuente de calor. 15 gotas para 20 minutos.	Piel Estrés, sueño, relajación Estados febriles, defensas naturales Sistema respiratorio Alejar a los mosquitos Sanear el ambiente
Inhalación	Secas: 2 gotas puras sobre un pañuelo o la almohada. Renueva tantas veces como sea necesario. Húmedas: 6 gotas en un cuenco de agua a punto de hervir. Inhalar durante 10 minutos. Repite, como máximo, tres veces al día (sin salir).	Ánimo y equilibrio Estrés, sueño, relajación Estados febriles, defensas naturales Sistema respiratorio
Aplicaciones, masajes	-Adultos: 6 gotas mezcladas con dos cucharaditas de aceite vegetal. -Niños: 4 gotas.	Piel Dolores (articulares, musculares, de cabeza) Digestión, eliminación Ánimo y equilibrio Estrés, sueño, relajación Circulación, adelgazante Estados febriles, defensas naturales Sistema respiratorio

¡Precaución! ¡No se valen las aproximaciones!

1 cucharadita = 5 ml = 100-150 gotas.

¡No te animes a verter esa cantidad de aceite esencial puro en la bañera, por ejemplo!

Los 41 aceites esenciales más útiles

ALBAHACA EXÓTICA (O TROPICAL)
Ocimum basilicum

Familia: *Lamiaceae*
Origen: Vietnam, Indonesia
Parte de la planta utilizada: Partes aéreas
Tipo de olor: fresco, anisado, «como la hierba»

Principales indicaciones
Aerofagia
Hipo
Espasmofilia

Posibles usos

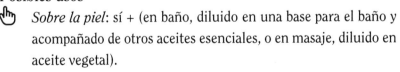

Sobre la piel: sí + (en baño, diluido en una base para el baño y acompañado de otros aceites esenciales, o en masaje, diluido en aceite vegetal).

Ingesta: sí ++, a pequeñas dosis y por un período de tiempo breve.

Inhalación: sí.

Nos gusta porque…

Es un antiespasmódico potente y calma todos los dolores con un componente espasmódico (cólico, hipo, espasmofilia, menstruación), ya sea de origen nervioso o no.

Propiedades

–Antiespasmódico muscular y nervioso, antifatiga, neuroestimulante.

–Tónico digestivo.

–Acción mental estimulante, neurotónico.

Indicaciones

–Problemas digestivos: dolores digestivos.

–Dolores espasmódicos: músculo contraído, dolores vinculados a la espasmofilia (dolor de vientre, dificultades respiratorias).

–Sistema nervioso: depresión, ansiedad, apatía, problemas para dormir, fatiga nerviosa, pérdida de memoria, preparación para exámenes.

Consejos de uso

Hipo

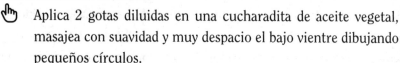 Ingiere una gota depositada en un comprimido neutro y deja que se funda en la boca.

Menstruaciones dolorosas

Aplica 2 gotas diluidas en una cucharadita de aceite vegetal, masajea con suavidad y muy despacio el bajo vientre dibujando pequeños círculos.

Dolores digestivos (estómago, colon): la tisana que calma

⊸ Mezcla una gota de aceite esencial de albahaca y una gota de aceite esencial de menta piperita con una cucharadita de miel, que derretirás en una infusión (de verbena, por ejemplo, aunque también podría ser una tila, una melisa o una mezcla de hierbas).

Problemas nerviosos (tos)

🖐 Aplica 2 gotas diluidas en una cucharadita de aceite vegetal, masajea a lo largo de la columna vertebral, sobre el plexo solar y/o la planta de los pies. Repite por la mañana y por la noche hasta que la tos se calme, durante un máximo de 3 semanas.

+

⊸ Ingiere 1 gota pura debajo de la lengua o diluida en aceite vegetal, miel, azúcar, 2 veces al día, durante 2 semanas.

Otros posibles usos

El aceite esencial de albahaca se puede utilizar en la cocina, igual que la albahaca. Es muy práctico cuando no es temporada de albahaca o cuando no disponemos de hojas frescas. ¡Es un gran aliado, sobre todo para las recetas mediterráneas! Lo puedes utilizar para preparar cócteles o granizados… ¡pero siempre con cuidado! Calcula una gota por comensal, máximo.

RECETA ————————————————————

Simplemente, diluye 1 gota de aceite esencial de albahaca exótica, no más, en 2 cucharadas de aceite de oliva y aliña con la mezcla ensaladas, verduras crudas, pescado crudo o cocido o platos de pasta. También es una manera excelente de aromatizar una ensalada rápida de tomate y mozzarella.

Contraindicaciones y comentarios

–La aplicación sobre la piel debe realizarse con precaución, y siempre después de la dilución.

–No sobrepases las dosis recomendadas e interrumpe la ingesta en cuanto te empieces a encontrar mejor.

–Por vía interna, no debes superar nunca las 2 gotas por toma, renovable 2 veces cada 24 horas.

–Puedes sustituirlo por aceite esencial de estragón (mismas indicaciones, mismos comentarios y contraindicaciones).

–Evita la ingesta de aceite esencial de albahaca durante todo el embarazo, la lactancia y en los menores de 12 años.

ÁRBOL DE PALO DE ROSA
Cinnamommum camphora CT linalol

Familia: *Lauraceae*
Origen: China
Parte de la planta utilizada: Corteza del «laurel chino»
Tipo de olor: agradable, fresco, dulce, recuerda
ligeramente al geranio

Principales indicaciones
Inmunidad
Problemas de piel

Posibles usos

 Sobre la piel: sí ++++ (1 o 2 gotas puras sobre una pequeña superficie o diluidas con otros aceites esenciales Y con aceite vegetal en caso de aplicaciones repetidas, de aplicación de una zona más extensa o de una piel sensible).

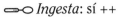 *Ingesta*: sí ++

 Inhalación: sí ++

 Preparado farmacéutico: supositorios (infecciones ORL, sobre todo en los niños pequeños).

Nos gusta porque...

Con su delicadeza, este aceite esencial suaviza la piel... y las costumbres. Es todo dulzura con las pieles sensibles y dañadas pero, al mismo tiempo, se muestra feroz contra los microbios y se revela como una opción perfecta para los masajes sensuales.

Propiedades

–Ayuda a mantener los niveles de inmunidad.

–Cuida la piel (todo tipo de problemas cutáneos).

–Equilibra, armoniza, calma las tensiones nerviosas, favorece el descanso y elimina las pequeñas depresiones.

Indicaciones

–Acné, cortes, cicatrices, estrías, eczemas, dermatitis, piel seca o sensible, arrugas, cuidados de la piel de la cara.

–Infecciones ORL (respiratorias) en grandes y pequeños, pero especialmente en bebés. Es el aceite esencial de los más pequeños.

–Depresión, estrés, ansiedad.

–Libido baja (fatiga sexual y/o general).

Consejos de uso

Problemas cutáneos:

 Aplica varias gotas puras sobre la piel dañada o infectada (si se trata de una superficie pequeña, si no mézclalo con aceite vegetal), o varias gotas añadidas a la crema hidratante diaria. En caso de acné, humedecer un bastoncito de los oídos con aceite esencial puro y mojar el grano, pero nunca la piel sana.

Infecciones ORL:

 Aplica varias gotas puras en forma de unción sobre el pecho y respira hondo. Repite varias veces al día hasta la curación.

Problemas nerviosos, de inmunidad o de fatiga:

 Aplica 3 gotas puras sobre el plexo solar, la parte interna de las muñecas o el largo de la columna vertebral.

Otros posibles usos

–Este aceite esencial es muy útil para combatir las estrías después del embarazo mediante masajes. Para hacerlo, diluye 10 ml de aceite esencial en 100 ml de aceite de almendra dulce.

–La difusión atmosférica es muy apreciada; perfuma tu habitación añadiendo varias gotas al difusor.

Contraindicaciones y comentarios

–Igual que todos los aceites esenciales, está prohibido durante el primer trimestre del embarazo, así como durante la lactancia.

ÁRBOL DE TÉ
(TEA TREE)
Melaleuca alternifolia

Familia: *Myrtaceae*
Origen: Australia
Parte de la planta utilizada: Hojas
Tipo de olor: fuerte, a alcanfor, «médica»

Principales indicaciones
Problemas de piel
Infecciones
Micosis

Posibles usos

 Sobre la piel: sí +++ (1 o 2 gotas puras sobre una pequeña superficie o diluidas con otros aceites esenciales Y con aceite vegetal en caso de aplicaciones repetidas, de aplicación de una zona más extensa o de una piel sensible).

Ingesta: sí ++

Inhalación: sí ++

Nos gusta porque...

Es un antiséptico polivalente muy eficiente y forma parte de los «básicos» del botiquín familiar. Hasta el punto de que su remarcable eficiencia va asociada a una excelente seguridad: no es tóxico. No dudes en utilizarlo para calmar un «coco» o para tratar una infección más delicada.

Propiedades

–Antiséptico, desinfectante, bactericida, fungicida, antivírico.

–Anticaries, antifatiga, antiinfeccioso, antiparasitario, cicatrizante, descongestionante venoso, facilita la transpiración («da calor»), mantiene el nivel de defensas inmunológicas, radioprotector.

–Fortalecedor, neurotónico.

Indicaciones

–Infecciones cutáneas: acné, abscesos, micosis cutáneas y vaginales, cortes, eczemas, aftas, gingivitis, herpes (labial o genital), mordiscos (perro, garrapata…), piojos, soriasis, verrugas, herpes zóster.

–Heridas propias del verano: picaduras de insecto, quemaduras solares, insolaciones.

–Infecciones urinarias: cistitis.

–Infecciones respiratorias: amigdalitis, bronquitis, tos ferina y otras toses, gripe, otitis, rinofaringitis, sinusitis.

–Pusilanimidad, hemorroides.

Consejos de uso

Problemas cutáneos:

👆 Aplica varias gotas sobre la piel afectada o infectada, puras (si se trata de una superficie pequeña) o mezcladas con aceite vegetal (si se trata de una superficie extensa).

Como mascarilla capilar contra los piojos (*véase* «Lavanda»).

Piojos: ¡preparado de choque!

👆 Mezcla 25 gotas de aceite esencial de árbol de té y 25 gotas de aceite esencial de lavanda con 100 ml de aceite de almendra dulce. Reparte la mitad de la mezcla por el pelo mojado, justo antes del champú, después peina el pelo mojado y reparte la otra mitad de la mezcla por el cuero cabelludo. Vuelve a peinar, mechón a mechón, desde la raíz a las puntas y desde la frente hasta la nuca. Envuelve el pelo con un plástico y déjalo así 2 horas. Después, aclara, lava el pelo con champú dos veces y vuelve a aclarar con abundante agua. Pasa una lendrera para estar seguro de eliminar todos los insectos.

Se recomienda repetir este proceso al cabo de 7 días, para eliminar las liendres o los pijos «supervivientes».

Infecciones y problemas generales (tos):

Aplica entre 2 y 4 gotas justo encima del órgano afectado (garganta, pecho, alrededor de la oreja, los senos, la vejiga, etc.), o 5 gotas diluidas en una cuchara de aceite vegetal por una zona cutánea más extensa o masajeando a lo largo de la columna vertebral (antifatiga).

+

En baño: 10 gotas por cada cucharada de base para el baño o de leche.

+

Ingiere 2 gotas puras bajo la lengua o diluidas en aceite de oliva, miel, azúcar o un comprimido neutro, 1, 2 o 3 veces al día, según la necesidad.

+

Inhala varias gotas en un pañuelo seco desechable, a ser posible después de haber realizado una limpieza de las vías respiratorias con agua de mar.

Otros posibles usos

El árbol de té es un potente desinfectante y desodorante doméstico.

RECETA

En un frasco de cristal opaco (preferiblemente, marrón), con gotero, mezcla una cucharadita de aceite esencial de árbol de té, una cucharadita de aceite esencial de pino y cuatro cucharaditas de aceite esencial de limón. Agítalo antes de aplicar varias gotas sobre una esponja o directamente sobre el espacio deseado (el sifón, la cisterna, etc.). Para un efecto desodorante intenso, llena un pequeño vaporizador de alcohol doméstico (en los supermercados los venden de un litro, aunque también funciona bien con vinagre de alcohol blanco), añade varias gotas de la mezcla y vaporiza la habitación en cuestión.

Contraindicaciones y comentarios

–Puedes aplicarlo puro sobre la piel, siempre que lo limites a una zona pequeña y siempre que no lo repitas a menudo ni durante mucho tiempo: 2 gotas puras entre 2 y 3 veces al día, durante 3 días; ¡eso es lo máximo!

–Igual que todos los aceites esenciales, está prohibido durante el primer trimestre del embarazo, así como durante la lactancia.

ÁRBOL DEL CLAVO
Syzygium aromaticum (Eugenia caryophyllata)

Familia: *Myrtaceae*
Origen: Madagascar
Parte de la planta utilizada: botón floral (clavo)
Tipo de olor: fresco, especiado, intenso,
«como el de la consulta del dentista»

Principales indicaciones
Antiséptico
Contra el dolor

Posibles usos

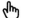 *Sobre la piel*: sí ++ (pero diluido).

Ingesta: sí +++

Inhalación: no.

Nos gusta porque…

Sus sorprendentes capacidades anestesiantes y de lucha contra las infecciones lo convierten en indispensable, sobre todo en casos de dolores dentales.

Propiedades

–Antibacteriano, antiséptico, antivírico, antifúngico, antiparasitario.
–Anestesiante (y antiséptico) dental instantáneo.
–Ayuda a la digestión.
–Afrodisíaco, estimulante general.

Indicaciones

–Abscesos y dolores dentales (y de la boca): caries, aftas, amigdalitis, dolores dentales y de las encías (aunque se desconozca el origen), extracción de un diente.

–Fatiga física e intelectual.

–Infecciones intestinales (turista, parásito u otra).

–Infecciones urinarias, respiratorias, víricas: todas (*aunque el diagnóstico y la prescripción quedan reservados a un médico*).

Consejos de uso

Cualquier problema dental:

☝ Aplica 1 gota pura sobre la zona dolorosa (caries, afta, absceso) con un bastoncillo de las orejas y dejarlo en contacto, si es posible, varios segundos. Para las personas con unas mucosas muy sensibles, en las primeras aplicaciones, realizar un ensayo previo sin tocar demasiado las encías porque este aceite esencial es muy agresivo. Repite varias veces al día (en caso de una extracción, realizar antes y después).

+

⚱ Prepara un baño bucal con la ayuda de una mezcla de 3 gotas de árbol del clavo diluidas en un poco de alcohol y, después, añade agua. Haz circular la mezcla por toda la boca, haz gárgaras y escúpela.

Fatiga:

☝ Mezcla 2 gotas de árbol del clavo con 10 gotas de aceite vegetal (si es posible, de avellana) y realiza un masaje por toda la columna vertebral.

Infección intestinal:

 Mezcla 2 gotas de árbol del té con 10 gotas de aceite vegetal (si es posible, de avellana) y realiza un masaje por todo el vientre.

Otros posibles usos

Puedes añadir 1 gota de árbol del clavo a platos calientes o fríos, salados o dulces, siempre que tengas la precaución de diluirla en una cucharada de aceite (mejor si es de oliva) o miel.

Contraindicaciones y comentarios

–No debes utilizar este aceite esencial durante más de una semana seguida.

–Está prohibido en el embarazo y la lactancia, así como en niños menores de 6 años.

–¡No lo utilices jamás puro directamente sobre la piel!

CANELA DE CEILÁN

Cinnamomum zeylanicum o *cinnamomum verum*

Familia: *Lauraceae*
Origen: Ceilán
Parte de la planta utilizada: corteza
Tipo de olor: especiada, cálida

Principales indicaciones
Infecciones

Posibles usos

 Sobre la piel: no, pues es muy agresiva. Existe un riesgo real de irritación cutánea en estado puro. Como mucho, aplica diluido en aceite vegetal y sobre una zona pequeña de la piel, pero nunca en niños.

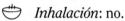 *Ingesta*: sí ++, siempre que lo hayas mezclado bien con miel o aceite de oliva, pues en estado puro puede quemar las mucosas.

Inhalación: no.

Preparado farmacéutico: comprimidos, supositorios, óvulos (infecciones y micosis intestinales, y micosis vaginal).

Nos gusta porque…

Sus formidables propiedades antisépticas, antivíricas y antifungicidas lo convierten en un aceite esencial indispensable en el botiquín familiar. Su aroma tan particular envuelve y calma a la vez.

Propiedades

–Potente antibacteriano, antiséptico, antivírico, antiparasitario; es el mayor enemigo de los microbios.

–Posee determinadas virtudes afrodisíacas, que sin duda están vinculadas a su acción «antifatiga» y estimulante.

–Contribuye a sobrellevar mejor los dolores menstruales.

Indicaciones

–Infecciones respiratorias: bronquitis, gripe, catarro, sinusitis…

–Infecciones intestinales: gastroenteritis, infecciones contraídas durante algún viaje a un país con clima cálido…

–Infecciones urinarias: cistitis…

–Parásitos: enfermedades tropicales, lombrices…

–Fatiga y astenia: gran cansancio.

Consejos de uso

 Ingiere 2 gotas mezcladas con un poco de azúcar, 1 comprimido neutro o 1 cucharadita de aceite de oliva o de miel; deja diluir en la boca 3 veces al día.

Mezcla 1 gota de aceite esencial de canela y 10 gotas de aceite vegetal de nuez de macadamia y masajea el vientre (en caso de infección digestiva), el bajo vientre (en caso de cistitis) o la parte inferior de la espalda.

Otros posibles usos

En la cocina, 1 o 2 gotas aromatizan de maravilla una macedonia o un pastel.

Contraindicaciones y comentarios

–Es un aceite esencial agresivo para la piel, por lo que no se puede utilizar puro (siempre hay que diluirlo en aceite vegetal), ni en un baño ni en niños pequeños.

–Está prohibido durante todo el embarazo y la lactancia, y su uso está desaconsejado en menores de 6 años.

CIPRÉS DE PROVENZA
Cupressus sempervirens

Familia: *Cupressaceae*
Origen: España, Francia
Parte de la planta utilizada: tallos y hojas
Tipo de olor: resinoso, balsámico

Principales indicaciones
Congestiones
Tos seca quintosa
Circulación

Posibles usos

 Sobre la piel: sí +++ (diluido).

 Ingesta: sí +

 Inhalación: sí +

➕ *Preparación farmacéutica*: supositorios (tos seca de irritación).

Nos gusta porque…

Gracias a este aceite, las diversas congestiones más habituales se calman, y acaban desapareciendo. Además, por si no bastaba con liberarnos de las «cargas físicas», también nos anima.

Propiedades

–Lucha contra todos los tipos de congestión: venosa, linfática, prostática, uterina.
–Antitusivo de irritación, bronquitis.
–Tónico nervioso.
–Regulador nervioso.
–Lucha contra la transpiración excesiva.

Indicaciones

–Todas las situaciones de congestión venosa: piernas pesadas, varices, sensación de «pesadez» en la cavidad pélvica (síndrome premenstrual), hemorroides…

–Tos, sobre todo si está instalada, nos agota y es dolorosa.

–Enuresis: hacerse pipí en la cama.

–Fatiga, desequilibrio nervioso.

Consejos de uso

Congestión venosa y linfática:

 En masaje, a razón de 3 gotas de aceite esencial mezcladas con 10 gotas de aceite vegetal (de árbol de Santa María, a ser posible), entre 2 y 3 veces al día, siempre masajeando desde los extremos hacia el corazón.

 En baño, a razón de 10 gotas en una cucharada de base para baño o leche.

Tos:

 Aplica 10 gotas diluidas en 1 ml de aceite vegetal (de avellana, si es posible) sobre el pecho y la parte superior de la espalda entre 3 y 5 veces al día.

Fatiga nerviosa:

 En baño, a razón de 10 gotas en una cucharada de base para baño o leche.

Otros posibles usos

El ciprés posee propiedades que «miman» las de nuestros estrógenos, cosa que explica por qué un médico puede prescribirlo en caso de desequilibrios hormonales, y casi siempre cuando los síntomas están relacionados con la menopausia (sofocones de calor, transpiración excesiva…).

Contraindicaciones y comentarios

–Este aceite está prohibido durante todo el embarazo, así como durante la lactancia. Igualmente, está desaconsejado en casos de fibroma hormonodependiente y en casos de mastitis.

–Se desaconseja el uso oral a personas con los riñones débiles.

CITRONELA DE JAVA
Cymbopogon winterianus Jowitt

Familia: *Poaceae* (Gramíneas)
Origen: Indonesia
Parte de la planta utilizada: hierba
Tipo de olor: cítrico

Principales indicaciones
Antimosquito
Purificador del aire

Posibles usos

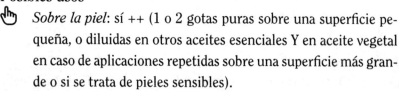

Sobre la piel: sí ++ (1 o 2 gotas puras sobre una superficie pequeña, o diluidas en otros aceites esenciales Y en aceite vegetal en caso de aplicaciones repetidas sobre una superficie más grande o si se trata de pieles sensibles).

Difusión: sí ++++

Ingesta: sí +

Nos gusta porque…

Sus famosas propiedades antimosquitos, que son muy reales, permiten repeler a los insectos al mismo tiempo que purificamos el ambiente.

Propiedades
- Potente antifúngico.
- Antiinflamatorio.
- Antimosquitos.
- Purificador del ambiente (antimicrobianos, pero también antipolución, antitabaco, antiolores…).

Indicaciones
- Mosquitos (para repelerlos y para aliviar el picor).
- Aire lleno de polución o cargado de microbios.
- Reumatismos, dolores del aparato locomotor (relacionados con el deporte, tendinitis…).
- Micosis cutáneas.

Consejos de uso
Repeler a los mosquitos o sanear el ambiente:

 En difusión atmosférica.

 En vaporización sobre la ropa o los manteles.

 Aplica sobre la piel no cubierta (manos, brazos, tobillos, pies…).

En caso de picaduras de mosquito:

 Aplica de forma local una gota sobre cada picadura.

Reumatismos:

 Aplica con un masaje (sin forzar demasiado) las zonas doloridas con la ayuda de una mezcla de aceite vegetal (si es posible, de hipérico) + aceite esencial de citronela al 10 %; es decir, 2 gotas de citronela por 20 gotas de hipérico.

Otros posibles usos

Dos gotas de aceite esencial de citronela confieren un aroma fresco y asiático a los platos a base de pollo, gambas, arroz o coco.

Contraindicaciones y comentarios

–La citronela de Ceilán (*Cymbopogon nardus*), la Hierba limón (*Cymbopogon citratus*) y la Palmarosa (*Cymbopogon martinii var. Motia*) no tienen las mismas propiedades. ¡No las confundas!

–Igual que todos los aceites esenciales, está prohibido durante el primer trimestre del embarazo, así como durante la lactancia.

ENEBRO COMÚN
Juniperus communis

Familia: *Cupressaceae*
Origen: Bulgaria
Parte de la planta utilizada: bayas y ramas
Tipo de olor: fresco, característico, balsámico

Principales indicaciones
Contra el dolor
Celulitis

Posibles usos

 Sobre la piel: sí ++++ (exclusivamente diluido).

Ingesta: sí +

Inhalación: no.

Nos gusta porque…
La doble función contra el dolor y las redondeces lo convierten en un aceite muy atractivo, ¡sobre todo para las mujeres!

Propiedades
- –Contra el dolor.
- –Antiinflamatorio.
- –Combate la bronquitis.
- –Diurético.
- –Facilita la eliminación de las toxinas.

Indicaciones
- –Para cualquier dolor, sobre todo en aquellos casos con un componente inflamatorio (reumatismo, artritis, gota, neuritis, poliartritis, ciática).
- –Celulitis (sobre todo la edematosa).
- –Retención de líquidos, «tobillos de elefante».

Consejos de uso
Para cualquier dolor:

Aplica de forma local una mezcla de 3 gotas de enebro y 10 gotas de aceite vegetal.

En baño: diluye 10 gotas de enebro en 1 cucharada de base para el baño o leche, vierte la mezcla en la bañera llena de agua a 37 °C, máximo, y disfruta de este baño contra los dolores durante un mínimo de 20 minutos. Añade agua caliente a medida que se vaya enfriando. También puedes hacer baños de manos si el dolor se sitúa en los dedos.

Retención de líquidos, celulitis:

☝ Aplica 4 gotas de enebro diluido en 1 cucharadita de aceite vegetal de pepitas de uva y masajea con fuerza (en profundidad) las zonas en cuestión, siempre de abajo hacia arriba (desde los tobillos hacia los muslos). Para los brazos, empieza desde las muñecas hacia el hombro. El objetivo de este masaje es acompañar el retorno venoso.

🛁 En baño: ¡date un baño adelgazante! Mezcla 10 gotas de enebro con 1 cucharada de aceite vegetal, de base para el baño o de leche, mézclalo con el agua del baño y aprovecha el momento de pausa acuática para masajear las zonas problemáticas debajo del agua.

Otros posibles usos

Seguro que conoces las bayas del enebro, de donde se obtiene el aceite esencial. Son unas bolas negras pequeñas que se añaden al chucrut para aromatizarlo. No hay ningún peligro es aromatizar determinados platos, especialmente un chucrut, con 2 gotas de aceite esencial de enebro (mézclalas antes con el vino blanco que servirá para cocinar el chucrut). ¡Obtendrás un plato sorprendente y delicioso!

Contraindicaciones y comentarios

–Igual que todos los aceites esenciales, está prohibido durante el primer trimestre del embarazo, así como durante la lactancia. No se recomienda en caso de enfermedad renal.

ESTRAGÓN
Artemisia dracunculus

Familia: *Asteraceae*
Origen: Hungría
Parte de la planta utilizada: tallo y flor
Tipo de olor: típico del estragón, un poco como el anís

Principales indicaciones
Alergias
Problemas digestivos
Espasmos

Posibles usos

 Sobre la piel: sí +++ (1 o 2 gotas puras sobre una superficie pequeña, o diluidas en otros aceites esenciales Y en aceite vegetal en caso de aplicaciones repetidas sobre una superficie más grande o si se trata de pieles sensibles).

Ingesta: sí ++++

Inhalación: no.

Nos gusta porque...

Su acción antialérgica es igual de fabulosa que de desconocida. Además, sus propiedades antiespasmódicas la convierten en un elemento muy valioso para eliminar los dolores.

Propiedades

–Antialérgico.
–Antiespasmódico.
–Facilita la digestión.
–Abre el apetito.

–Tonificante.

–Antiinflamatorio.

Indicaciones

–Alergias (en concreto las respiratorias: rinitis alérgica).

–Problemas digestivos: aerofagia, hinchazón, colitis, retortijones, indigestión, hipo, falta de apetito…

–Dolores reumáticos.

–Dolores menstruales.

Consejos de uso

Alergias:

⊷ Ingiere 2 gotas de aceite esencial de estragón con una cucharadita de aceite de oliva o miel, 4 veces al día.

🖑 Aplica 5 gotas de estragón mezcladas con 5 gotas de aceite vegetal de almendras dulces y masajea (el tórax, el plexo solar y la columna en caso de asma alérgico; y bien diluidas sobre las sienes y la parte exterior de las narinas en caso de rinitis alérgica). Repite 2 o 3 veces.

🍲 Inhala, en caso de rinitis alérgica, 3 o 4 gotas de estragón en un pañuelo seco.

Problemas digestivos (todos):

⊷ Ingiere 1 o 2 gotas mezcladas en un comprimido neutro para succionar o en 1 cucharadita de aceite de oliva después de las comidas.

🖑 Aplica 10 gotas de aceite esencial de estragón mezcladas con 10 gotas de aceite vegetal (de avellana, si es posible) y masajea el abdomen.

Hipo:

Ingiere 1 gota mezclada con un comprimido neutro para succionar. Repite 5 minutos después si el hipo persiste.

Dolores (reumatismos, menstruación):

Aplica la mezcla de 2 gotas de aceite esencial de estragón con 2 gotas de aceite vegetal de avellana y masajea (el abdomen y la zona de los ovarios en caso de dolores menstruales, o sobre la articulación dolorida en caso de dolores reumáticos). Repite 2 o 3 veces al día hasta que los síntomas mejoren.

Otros posibles usos

Las personas con espasmofilia valoran sus potentes propiedades antiespasmódicas. Añade, cada mañana y cada noche, 2 gotas a un comprimido neutro para succionar.

Contraindicaciones y comentarios

–No debes utilizar este aceite esencial por vía oral durante demasiado tiempo.

–Evita el uso de este aceite esencial durante el embarazo y la lactancia.

EUCALIPTO AZUL
Eucalyptus globulus

Familia: *Myrtaceae*
Origen: Originariamente, Australia; en la actualidad,
la cuenca mediterránea (Francia, España, Marruecos,
Portugal). En ocasiones, también China o Uruguay.
Parte de la planta utilizada: hojas y flores
Tipo de olor: fresco, «limpio», «descongestionante»

Principales indicaciones
Infecciones respiratorias
Infecciones urinarias, cutáneas

Posibles usos

🖐 *Sobre la piel*: sí +++ (diluidas en aceite vegetal)

🛁 *En baño*: sí ++

🥄 *Ingesta*: sí, aunque por vía oral es preferible el aceite esencial de
eucalipto radiata.

🍵 *Inhalación*: sí +++, pero evitar en caso de personas asmáticas
(puede secar las mucosas respiratorias).

Nos gusta porque…

Es muy eficaz contra las infecciones del sistema respiratorio, sobre
todo en caso de infección de las vías ORL bajas (bronquios). La Comisión Europea reconoce sus propiedades terapéuticas contra la inflamación de las vías respiratorias. Se puede utilizar en niños no asmáticos a partir de los 7 años (excluyendo la vía oral).

Propiedades

–Antiséptico respiratorio, potente antibacteriano, descongestionante respiratorio, muy expectorante (ayuda a fluidificar y a evacuar las mucosidades nasales y bronquiales).

–Sirve para tratar el catarro, la gripe o la sinusitis aunque, en estos casos, es mejor utilizar el eucalipto radiata (y el organismo lo tolera mejor, pues también se puede emplear en niños a partir de los 3 años).

–Estimulante.

–Te hace ver la vida desde un ángulo positivo.

–Favorece la concentración.

Indicaciones

–Bronquitis, bronquios inflamados.

–Tos infecciosa productiva.

–Cualquier tipo de infección, pero principalmente urinaria y cutánea.

–Micosis.

Consejos de uso

Bronquitis, peso en el pecho, tos:

Aplica 4 gotas de eucalipto azul diluidas en una cucharada de aceite vegetal y masajea la zona de los bronquios, hasta el plexo solar y la parte alta de la espalda. Si tienes, añade 2 gotas de aceite esencial de ravintsara a la mezcla.

+

Difunde 5 gotas de eucalipto azul y 10 gotas de ravintsara durante 30 minutos, 2 veces al día mientras dure el período gripal.

Infección y micosis cutáneas:

👆 En caso de una zona pequeña, vierte 1 gota sobre un bastoncito de algodón y aplícalo sobre los 5 o 6 granos a tratar o entre los dedos de los pies. En caso de una zona más extensa, como por ejemplo la parte superior de la espalda llena de acné, diluye 2 gotas en una cucharadita de aceite vegetal.

+

🛁 Realiza un enjuague bucal con 5 gotas de aceite esencial en un vaso pequeño de agua. Enjuágate mañana y noche. ¡Escúpelo!

Otros posibles usos

El eucalipto azul también se puede utilizar en caso de resfriado.

EL BAÑO «CONTRA TODO» ————————————————————

Diluye 6 gotas en dos tapones de base para el baño y vierte en la bañera, con el agua ya caliente. Quédate 20 minutos en remojo y vete a la cama sin enjuagarte.

Contraindicaciones y comentarios

–Este aceite esencial está indicado para mayores y niños a partir de 7 años.

–No utilices este aceite si estás embarazada o amamantas, y toma precauciones si eres asmático muy reactivo.

EUCALIPTO RADIATA
Eucalyptus radiata

Familia: *Myrtaceae*
Origen: Australia
Parte de la planta utilizada: hojas
Tipo de olor: característico, fresco,
que «descarga los bronquios»

Principales indicaciones
Antivírico

Posibles usos

 Sobre la piel: sí ++++ (1 o 2 gotas puras sobre una superficie pequeña, o diluidas en otros aceites esenciales Y en aceite vegetal en caso de aplicaciones repetidas sobre una superficie más grande o si se trata de pieles sensibles).

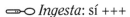 *Ingesta*: sí +++

 Inhalación: sí +++

 Preparado farmacéutico: supositorios (infecciones ORL para todos: bebés, niños, adultos).

Nos gusta porque…

Entre todas las especies de eucalipto (azul, olor de limón…), éste es el único recomendado para los niños, pues no es tóxico, su uso es seguro y no agrede la piel.

Propiedades

–Antivírico, antibacteriano.
–Mantiene los niveles de defensa del sistema inmunológico.
–Descongestiona las vías respiratorias.

–Expectorante: favorece la eliminación de mucosidades en caso de tos grasa.

–Calma la congestión nasal.

–Baja la fiebre.

–Mejora el estado de ánimo y da energía.

Indicaciones

–Cualquier enfermedad respiratoria, ya sea vírica (catarro, gripe) o bacteriana (bronquitis, sinusitis, otitis…).

–Tos grasa.

–Infecciones cutáneas: acné infectado, herida que no cura, herida que no conseguimos limpiar…

Consejos de uso

Infecciones ORL:

🥣 Difunde en el ambiente de casa o de la oficina, especialmente en caso de epidemias («enfermedades del invierno»).

🥣 Realiza inhalaciones secas (varias gotas puras sobre un pañuelo) o húmedas (varias gotas en un cuenco con agua a punto de hervir) durante 10 minutos.

👆 Masajea el pecho, la parte superior de la espalda, el plexo solar y la nuca con la ayuda de 5 gotas de eucalipto diluido en 5 gotas de aceite vegetal (si es posible, de nueces de macadamia o de almendra).

Infecciones cutáneas:

👆 Aplica 1 o 2 gotas puras sobre la zona de piel afectada.

Otros posibles usos

Puedes hacer bajar la fiebre con baños de pies. Vierte en el agua caliente 10 gotas de eucalipto diluidas en 1 cucharada de base para el baño o leche.

Contraindicaciones y comentarios

–Igual que todos los aceites esenciales, está prohibido durante el primer trimestre del embarazo, así como durante la lactancia.

–En cambio, los niños lo toleran de maravilla.

–No debes confundirlo con los productos compuestos de eucalipto de síntesis, con aceite esencial de eucalipto radiata o cualquier otro aceite esencial con eucalipto. Todos estos aceites esenciales contienen una multitud de pequeñas moléculas aptas para controlar la «fuerza» del eucalipto que, extraído o «fabricado», se revela mucho más «violento».

GAULTERIA (WINTERGREEN)
Gaultheria fragrantissima

Familia: *Ericaceae*
Origen: China
Parte de la planta utilizada: hojas
Tipo de olor: intensa, a bosque

Principales indicaciones
Contra el dolor

Posibles usos

 Sobre la piel: sí ++++ (1 o 2 gotas puras sobre una superficie pequeña, o diluidas en otros aceites esenciales Y en aceite vegetal en caso de aplicaciones repetidas sobre una superficie más grande o si se trata de pieles sensibles).

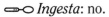 *Ingesta*: no.

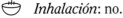 *Inhalación*: no.

🛁 *En baño*: sí.

Nos gusta porque…

Es irreemplazable en cualquier caso de dolor muscular, tendinoso u otros reumatismos.

Propiedades

- –Contra el dolor.
- –Antiálgico.
- –Antiinflamatorio.
- –Antirreumatismo.
- –Regenera las células del hígado.
- –Controla la hipertensión.

Indicaciones

- –Dolores relacionados con el deporte o con un esfuerzo físico grande como, por ejemplo, una mudanza: tendinitis, codo de tenista, codo de golfista, ciática, lumbago, tirón, elongación, golpe, esguince, músculos doloridos, dolor de espalda, rampas, inflamación, artritis, poliartritis.
- –Reumatismos, gota, dolores propios del envejecimiento (artrosis).
- –Inflamaciones fruto de pequeños movimientos repetitivos (teclear el ordenador o la caja registradora…).
- –Neuralgia.
- –Dolor de cabeza (origen digestivo o como consecuencia de una mala circulación).
- –Hígado cansado, a consecuencia de una hepatitis.

Consejos de uso

Para cualquier dolor:

 Aplica varias gotas sobre la zona dolorida, siempre diluidas en aceite vegetal (a ser posible, de árnica o de hipérico), a razón de 2 gotas de gaulteria por 10 gotas de aceite vegetal.

Para el dolor de cabeza:

  Aplica la misma mezcla en las sienes.

Hígado cansado:

  Aplica 2 gotas sobre la piel que está justo encima del hígado, por la mañana y por la noche durante 20 días. Repite en caso necesario.

Otros posibles usos

Es normal que los vestuarios deportivos desprendan el olor característico de la gaulteria, puesto que se puede aplicar este aceite esencial antes del esfuerzo deportivo (para calentar los músculos) y después (para acelerar la eliminación del ácido láctico). Receta para un baño antiagujetas: añade 3 gotas a un tapón de base neutra para el baño o un tapón de leche.

Contraindicaciones y comentarios

–Debes diluir siempre la gaulteria en aceite vegetal antes de aplicarla sobre la piel, excepto cuando debas tratar una zona muy localizada, como la rodilla, por ejemplo. En este caso, puedes utilizar el aceite esencial puro, a razón de 2 o 3 gotas en la yema del dedo.

–Se desaconseja su uso a personas alérgicas a la aspirina y los derivados salicílicos, así como a las personas que estén tomando anticoagulantes orales.

–Igual que todos los aceites esenciales, está prohibido durante el primer trimestre del embarazo, así como durante la lactancia. Tampoco se recomienda aplicar en niños menores de 6 años.

GERANIO BOURBON
Pelargonium x asperum cv. Egypte (o *Pelargonium x graveolens*)

Familia: *Geraniaceae*
Origen: Egipto
Parte de la planta utilizada: hojas
Tipo de olor: discreto, dulce, azucarado, recuerda al de la rosa

Principales indicaciones
Metabolismos de la glucosa y nerviosos

Posibles usos

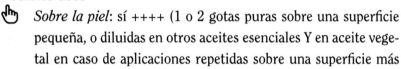 *Sobre la piel*: sí ++++ (1 o 2 gotas puras sobre una superficie pequeña, o diluidas en otros aceites esenciales Y en aceite vegetal en caso de aplicaciones repetidas sobre una superficie más grande o si se trata de pieles sensibles).

Inhalación: sí +++

Nos gusta porque...

Es el aceite esencial que aporta más equilibrio: ayuda a encontrar la estabilidad nerviosa y hormonal.

Propiedades

–Ayuda a asimilar los azúcares alimenticios.
–Antibacteriano, contra la micosis.
–Detiene las hemorragias.
–Favorece la cicatrización.
–Refuerza y «limpia» la piel.
–Contra el dolor.
–Antiinflamatorio.
–Tonificante.

Indicaciones

–Problemas cutáneos de todo tipo: acné, eczema, picores, impétigo, micosis, prevención de las estrías.

–Diabetes, tendencia a los «antojos» y a la hipoglucemia.

–Sobrepeso, retención de líquidos, celulitis.

–Sangrado de nariz, hemorragia.

–Fatiga.

Consejos de uso

Problemas cutáneos:

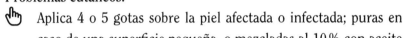 Aplica 4 o 5 gotas sobre la piel afectada o infectada; puras en caso de una superficie pequeña, o mezcladas al 10 % con aceite vegetal en caso de una extensión mayor de piel (es decir, 4 gotas de aceite esencial por 40 gotas de aceite vegetal).

Dificultades para equilibrar la glucemia:

 Ingiere 1 gota con 1 comprimido neutro y deja que se deshaga en la boca, 3 veces al día.

Silueta:

 Masajea las zonas problemáticas con una mezcla compuesta de 5 gotas de geranio y 50 gotas de aceite vegetal de nuez de macadamia.

Hemorragia:

Aplica un trozo de tela limpio impregnado con 1 o 2 gotas de geranio. En el caso de hemorragia nasal, introduce un trozo del pañuelo siguiendo el mismo principio.

Difusión tonificante:

 Difunde 1 ml de geranio con la ayuda de un difusor, a primera hora del día y de la tarde, en las habitaciones donde se habite.

Otros posibles usos

Tradicionalmente, se ha dicho que el geranio aleja a los insectos. Y el aceite esencial de esta planta no es una excepción. Puedes utilizarlo como repelente si aplicas sobre el cuerpo una mezcla de geranio y aceite vegetal al 10 % (1 gota de aceite esencial por 10 gotas de aceite vegetal, a ser posible de avellana), y como curación aplicando 1 gota sobre cualquier tipo de picada (mosquito, araña, avispa, pulga…).

Contraindicaciones y comentarios

–El aceite esencial de geranio puede sustituir al de rosa, a pesar de que su aroma es un poco menos delicado, en la elaboración de cremas reafirmantes para la cara y el cuerpo.

–Igual que todos los aceites esenciales, está prohibido durante el primer trimestre del embarazo, así como durante la lactancia.

INCIENSO (U OLÍBANO)
Boswellia sacra, boswellia carterii

Familia: *Burseraceae*
Origen: Península Arábiga, cono de África
Parte de la planta utilizada: resina
Tipo de olor: especiado, balsámico, cálido

Principales indicaciones
Heridas
Infecciones respiratorias

Posibles usos
 Sobre la piel: sí ++ (1 o 2 gotas puras sobre una superficie pequeña, o diluidas en otros aceites esenciales Y en aceite vegetal en caso de aplicaciones repetidas sobre una superficie más grande o si se trata de pieles sensibles).

 Ingesta: sí ++

 Inhalación: sí ++

Nos gusta porque…
El incienso tiene un olor conocido en todo el mundo y que participa en la mayor parte de las religiones; a menudo, los palos de incienso suelen quemar en los lugares de culto y el humo sirve para unir cielo y tierra. Es un olor que invita a la meditación, a la calma… pero que también posee otras propiedades terapéuticas.

Propiedades
–Antiséptico interno (vías respiratorias) y externo (piel).
–Antiestringente, cicatrizante.

–Estimula las defensas inmunológicas.

–Antiestrés, favorece la meditación.

Indicaciones

–Catarro, bronquitis, sinusitis.

–Herida, arañazo, cicatriz, úlcera cutánea.

–Síntomas depresivos: angustia, ansiedad, relajación.

–Momento de meditación.

–Fatiga inmunológica, convalecencia.

–Estimulante inmunológico.

Consejos de uso

Infecciones respiratorias:

🥣 Difunde 6 gotas de incienso cada mañana y cada noche durante unos diez minutos.

+

🥣 Vierte 2 gotas en un cuenco de agua a punto de hervir y coloca la cara encima para inhalar el vapor (hazlo sólo por la noche, puesto que no se puede salir al aire libre ni exponerse a la polución durante una hora después del tratamiento).

Heridas:

👆 Aplica 1 o 2 gotas puras sobre la piel afectada (superficie pequeña). Para acelerar la cicatrización, cuando la herida está cerrada y limpia, diluye 1 gota con un poco de aceite vegetal de rosa mosqueta y masajea suavemente la costra y los alrededores. Repite 2 veces al día.

Masaje relajante para los nervios: aceite de masaje «súper dulce»:

👆 Mezcla 10 gotas de aceite esencial de ylang-ylang, 10 gotas de aceite esencial de incienso y 10 gotas de aceite esencial de lavanda con 100 ml de aceite de almendras dulces. Aplica un poco de esta mezcla sobre el plexo solar, a lo largo de la columna vertebral y en la planta de los pies.

Úlcera cutánea:

 Aplica 2 gotas diluidas en 1 cuchara de aceite vegetal y masajea la úlcera y la zona cutánea de alrededor.

Depresión leve:

Ingiere 1 gota pura depositada debajo de la lengua o diluida en aceite de oliva, miel o azúcar. Repite 2 veces al día, durante un máximo de 21 días.

+

Aplica 2 gotas diluidas en 1 cucharadita de aceite vegetal, masajea la columna vertebral, el plexo solar y/o la planta de los pies. Repite por la mañana y por la noche hasta notar mejoría, al menos durante 3 semanas.

Estimulante inmunológico:

Elabora una mezcla para baño, a razón de 5 gotas de aceite esencial de incienso, 5 gotas de aceite esencial de ravintsara por cada 2 cucharadas de base para el baño. Termina el baño con una ducha de agua fría, si te atreves.

Otros posibles usos

El incienso es un buen apoyo para actividades como la sofrología, la meditación, un taller creativo en busca de la paz interior (coloración, mosaico, dibujo…). No te fíes demasiado de la presentación combustible porque, cuando algo se consume, siempre aparecen tóxicos. A priori, si tienes ventanas grandes y abiertas, que aireen bien la sala, ningún problema; pero no siempre es posible, sobre todo en invierno. Lo más seguro es difundir aceite esencial 100 % puro, integral y natural.

————————————————————————————
Mezcla 3 gotas de incienso con 3 gotas de aceite esencial de mandarina en el difusor, y ponlo en marcha durante 10 minutos, mientras realizas la actividad de «meditación». Detén la difusión. Te seguirás beneficiando del olor (y de las moléculas activas) durante toda la sesión «zen».

Contraindicaciones y comentarios

–No se puede aplicar puro directamente sobre la piel, excepto cuando se trata de zonas muy pequeñas.

–No modifiques las dosis como te apetezca ni creas que, si tomas más, te curarás antes. Para evitar cualquier tipo de riesgo, respeta las cantidades y la frecuencia de uso. Por vía interna, jamás debes superar las 2 gotas por toma, 2 o 3 veces cada 24 horas.

–Antes de aplicarlo sobre una superficie de piel más extensa, dilúyelo bien en aceite vegetal.

–Igual que todos los aceites esenciales, está prohibido durante el primer trimestre del embarazo, así como durante la lactancia.

JARA PRINGOSA
Cistus ladaniferus

Familia: *Cistaceae*
Origen: España
Parte de la planta utilizada: ramas y hojas
Tipo de olor: ambarino, intenso, cálido

Principales indicaciones
Cicatrización
Hemorragias
Infecciones

Posibles usos
 Sobre la piel: sí +++ (casi siempre diluido)
 Ingesta: sí +
Inhalación: no.

Nos gusta porque…

Sus excepcionales propiedades antivíricas, fruto de determinados principios activos únicos, lo colocan en el podio de los aceites esenciales más codiciados para conseguir la inmunidad.

Propiedades

–Detiene muy deprisa las hemorragias.
–Es antivírico y antibacteriano y, por lo tanto, combate los microbios con gran eficacia.
–Estimula la inmunidad al tiempo que la mantiene si se desata (en el caso de enfermedades autoinmunes).
–Acelera la cicatrización y reafirma la piel.
–Es tonificante y regulador nervioso.

Indicaciones

–Hemorragia: nariz, llagas o hemorroides que sangran.

–Infecciones víricas infantiles: tos ferina, sarampión, escarlatina, varicela.

–Inmunidad débil: tendencia a «atrapar todo lo que pasa».

–Infecciones autoinmunes: básicamente reumatología.

–Piel flácida: cara, cuerpo.

–Problemas cutáneos superficiales: granos, pequeñas llagas, grietas, estrías.

Consejos de uso

Problemas cutáneos:

 Vierte 1 o 2 gotas de aceite esencial de jara pringosa en un disco de algodón y colócalo encima de la llaga varios minutos (en caso de una hemorragia nasal, haz lo mismo, con cuidado al introducir el algodón impregnado con el aceite esencial en la narina que sangra).

Inmunidad/Infecciones:

 Ingiere 1 gota mezclada con 1 comprimido neutro o 1 cucharadita de aceite de oliva, miel o 1 azucarillo, y deja que se deshaga en la boca. Repite 3 o 4 veces al día.

+

 Aplica la mezcla de 3 gotas de aceite esencial de jara pringosa con 3 gotas de aceite vegetal (de nuez de macadamia, por ejemplo) y masajea la columna vertebral y el arco del pie.

Envejecimiento de la piel

 Mezcla 1 gota en la dosis diaria de crema de día o de noche y aplícala como siempre.

Otros posibles usos

Algunas mujeres sólo utilizan este aceite para combatir las arrugas, siguiendo las indicaciones que acabamos de dar («Envejecimiento de la piel»). También es muy eficaz contra las estrías, incluso las ya existentes desde hace tiempo. En este caso, diluye 5 gotas de aceite esencial de jara pringosa en 1 cucharadita de aceite vegetal y aplica con regularidad y constancia.

Contraindicaciones y comentarios

–Las personas con problemas de coagulación de la sangre deben utilizarlo con prudencia (porque existe un riesgo de interacción).

–Igual que todos los aceites esenciales, está prohibido durante el primer trimestre del embarazo, así como durante la lactancia.

JENGIBRE FRESCO
Zingiber officinale

Familia: *Zingiberaceae*
Origen: China, Costa de Marfil
Parte de la planta utilizada: rizoma
Tipo de olor: cálido, especiado

Principales indicaciones
Libido
Problemas digestivos

Posibles usos

 Sobre la piel: sí ++ (exclusivamente diluido).

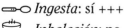 *Ingesta*: sí +++

Inhalación: no.

Nos gusta porque…

Gran amigo del género masculino, les calienta el cuerpo y el corazón. Sin embargo, no está únicamente restringido a los hombres.

Propiedades

–Estimulante sexual.
–Facilita la digestión y el tránsito intestinal.
–Contra el dolor, antiinflamatorio.
–Alivia las náuseas.

Indicaciones

–Fatiga (física y mental).
–Libido baja, impotencia.
–Falta de apetito, digestión lenta, estreñimiento, hinchazón.
–Mareos en los viajes y náuseas.
–Dolores musculares y reumáticos.

Consejos de uso

Fatiga:

 Aplica 3 gotas de jengibre diluidas en 30 gotas de aceite vegetal (de avellana, a ser posible) sobre el plexo solar, la nuca y la columna vertebral.

Libido:

 Aplica 3 gotas de jengibre diluidas en 30 gotas de aceite vegetal (a ser posible, de avellana) sobre el bajo vientre, la parte baja de la espalda y la columna vertebral.

Problemas digestivos y mareos en los viajes:

 Aplica 3 gotas de jengibre diluidas en 30 gotas de aceite vegetal (a ser posible, de avellana) sobre el vientre.

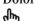 Para ingerir: pon 1 gota sobre 1 comprimido neutro, un azucarillo o una cucharadita de miel y déjalo fundirse en la boca.

Dolores:

Aplica 2 gotas de jengibre diluidas en 1 cucharada de aceite vegetal (a ser posible, de hipérico) sobre la zona dolorosa.

Otros posibles usos

El jengibre es un recurso muy utilizado entre los caballeros que sufren pérdida de cabello. Basta con añadir 1 o 2 gotas directamente en la dosis habitual de champú.

Contraindicaciones y comentarios

–Este aceite está recomendado para combatir las náuseas de los primeros meses del embarazo.

LAUREL
Laurus nobilis

Familia: *Lauraceae*
Origen: Balcanes
Parte de la planta utilizada: hojas
Tipo de olor: aromático, intenso, «a cocina»

Principales indicaciones
Enfermedades respiratorias
Enfermedades víricas

Posibles usos

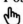 *Sobre la piel*: sí ++ (1 o 2 gotas puras sobre una superficie pequeña, o diluidas en otros aceites esenciales Y en aceite vegetal en caso de aplicaciones repetidas sobre una superficie más grande o si se trata de pieles sensibles). ¡Precaución! Existe un riesgo de sensibilización con el laurel; antes del primer uso, haz una prueba y pon 1 gota en la parte interior del codo y espera varias horas. Si no aparece ninguna reacción, puedes utilizarlo sin ningún temor.

Ingesta: sí +++

Inhalación: sí +

Nos gusta porque...

Es un aceite esencial con muchos usos, extremadamente eficaz, polivalente y bien tolerado. Si sólo quieres comprar unos cuantos aceites esenciales para el botiquín casero, ¡éste debe ser uno de ellos!

Propiedades

–Antibacteriano, antivírico, antimicosis.
–Favorece la eliminación de las secreciones respiratorias (tos...).
–Muy eficaz contra el dolor.
–Regulador nervioso.

Indicaciones

–Enfermedades respiratorias «del invierno»: gripe, catarro.
–Enfermedades víricas (todas): gastroenteritis...
–Dolores y llagas en la boca: caries, aftas, gingivitis, dolor de diente de origen indeterminado.
–Neuralgia.
–Infecciones cutáneas: acné, forúnculos, micosis, paroniquia.

–Fatiga mental, «mala racha», falta de confianza en uno mismo: entrevista de trabajo, exámenes finales... ¡Aceite esencial de la fuerza estable!

Consejos de uso
Enfermedades respiratorias:

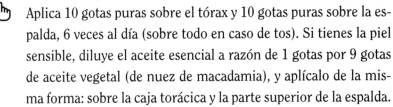 Aplica 10 gotas puras sobre el tórax y 10 gotas puras sobre la espalda, 6 veces al día (sobre todo en caso de tos). Si tienes la piel sensible, diluye el aceite esencial a razón de 1 gotas por 9 gotas de aceite vegetal (de nuez de macadamia), y aplícalo de la misma forma: sobre la caja torácica y la parte superior de la espalda.

Gastroenteritis:

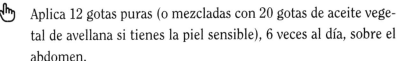 Aplica 12 gotas puras (o mezcladas con 20 gotas de aceite vegetal de avellana si tienes la piel sensible), 6 veces al día, sobre el abdomen.

Boca:

Aplica 2 gotas puras (con un bastoncillo de las orejas es muy fácil) dentro de la boca, directamente sobre la zona enferma, 3 o 4 veces al día, hasta la completa curación.

Piel, neuralgia:

Aplica de forma local 3 gotas diluidas en 12 gotas de aceite vegetal de árnica.

Fatiga y desequilibrio nervioso:

Aplica 1 gota diluida en 10 gotas de aceite vegetal sobre el plexo solar y la columna vertebral.

También puedes aplicar 1 gota pura sobre la cara interna de cada muñeca e inhalar.

Otros posibles usos

Mezcla 1 gota de laurel con 1 gota de aceite vegetal de almendra dulce y aplícalas sobre las pestañas. Este aceite esencial posee la sorprendente virtud de favorecer el descanso.

Contraindicaciones y comentarios

–El laurel puede provocar alergias. Haz primero una prueba con pequeñas aplicaciones en la parte interior de la muñeca o el codo antes de utilizarlo en zonas más extensas.

–Igual que todos los aceites esenciales, está prohibido durante el primer trimestre del embarazo, así como durante la lactancia.

LAVANDA

Lavandula latifolia o *Lavandula spica*

Familia: *Lamiaceae*
Origen: España
Parte de la planta utilizada: partes superiores floridas
Tipo de olor: fresco, «a hierbas»

Principales indicaciones
Picaduras de insectos
Quemadura

Posibles usos

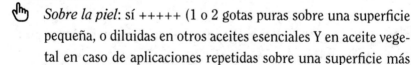 *Sobre la piel*: sí +++++ (1 o 2 gotas puras sobre una superficie pequeña, o diluidas en otros aceites esenciales Y en aceite vegetal en caso de aplicaciones repetidas sobre una superficie más grande o si se trata de pieles sensibles).

Ingesta: sí +

Inhalación: sí + (pero no durante demasiado tiempo).

Nos gusta porque...

Es como un truco de magia que elimina cualquier rastro de picadura, quemadura, mordisco. Es absolutamente indispensable en el botiquín familiar, sobre todo durante las vacaciones de verano.

Propiedades

–Antitóxico, antiveneno.

–Contra el dolor.

–Cicatrizante.

–Útil en cualquier problema de la piel (acné, llaga, micosis, soriasis, herpes...).

–Tonificante, antifatiga.

–Expectorante.

Indicaciones

–Tos grasa.

–Picaduras, mordeduras (de todos los animales, insectos o plantas).

–Quemaduras de primer y segundo grado, incluyendo las insolaciones.

–Acné.

–Herpes.

–Herpes zóster.

Consejos de uso

Picadura, mordisco, quemadura:

 Aplica entre 3 y 6 gotas puras sobre la piel, 3 o 4 veces al día, sobre la zona afectada. (Si la picadura, el mordisco o la quemadura se acaba de producir, repite la aplicación cada 15 segundos durante 2 minutos, y después cada 15 minutos durante 2 horas. En caso de mordisco de una serpiente, esto no bastará y debes acudir de urgencia a un médico).

Si la zona quemada es extensa (por ejemplo, la espalda a consecuencia del sol), diluye la lavanda, a partes iguales, en aceite de hipérico. Aplica de forma generosa.

Acné:

 Aplica 2 gotas puras sobre cada grano y sobre cada punto negro entre 2 y 4 veces al día.

Herpes:

 Aplica 2 gotas puras sobre cada pústula al menos 8 veces al día.

Herpes zóster:

 Aplica 2 gotas de lavanda mezcladas con 2 gotas de aceite vegetal de caléndula a lo largo del trayecto nervioso afectado, 6 veces al día hasta que se cure (entre 10 y 15 días).

Otros posibles usos

La lavanda calma los dolores dentales. Mezcla 2 gotas de aceite esencial con 2 gotas de aceite vegetal de hipérico y masajea con la yema del dedo la zona dolorida y la encía. Repite con la frecuencia que creas necesaria.

Contraindicaciones y comentarios

–Igual que todos los aceites esenciales, está prohibido durante el primer trimestre del embarazo, así como durante la lactancia.

LAVANDA FINA (O ESPLIEGO)
Lavandula angustifolia

Familia: *Lamiaceae*
Origen: Francia
Parte de la planta utilizada: partes superiores floridas
Tipo de olor: característico, fresco, agradable,
floral, etéreo

Principales indicaciones
Estrés
Problemas de piel
Antiséptico

Posibles usos

 Sobre la piel: sí +++++ (1 o 2 gotas puras sobre una superficie pequeña, o diluidas en otros aceites esenciales Y en aceite vegetal en caso de aplicaciones repetidas sobre una superficie más grande o si se trata de pieles sensibles).

Ingesta: sí ++

Inhalación: sí ++++

Nos gusta porque...

Es suntuoso, nada más. Si sólo quieres comprar un aceite esencial, compra éste. Es eficaz, se tolera muy bien y no es caro.

Propiedades

–Magnífico contra el estrés, calmante, sedante, antidepresivo.
–Cicatrizante y regenerador para la piel.
–Antiséptico (general).
–Combate los piojos.

–Perfecto para las contracturas musculares, potente antiespasmódico.

–Contra el dolor.

Indicaciones

–Insomnio, irritabilidad menor o mayor, crisis de ansiedad y ansiedad latente, estrés.

–... y sus manifestaciones: taquicardia, asma de origen nervioso, dolores digestivos, dolores de cabeza, náuseas, vómitos...

–Cualquier afección o infección de la piel: acné, alergias, quemaduras (también las provocadas por el afeitado), cicatrices, rubeola, eczemas, escaras, picores, infecciones, picaduras de insectos (todos), llagas, soriasis, úlceras, estrías.

–Rampas, contracturas y espasmos musculares.

–Espasmos digestivos.

–Reumatismos.

–Acción contra los piojos.

Consejos de uso

Problemas nerviosos:

Aplica 2 gotas de lavanda fina diluidas en 20 gotas de aceite vegetal (a ser posible, de almendra dulce), y masajea la columna vertebral, el arco del pie, encima del plexo solar y/o sobre la cara interna de las muñecas.

Inhala 1 ml de lavanda fina difundida, durante el día para calmarte y/o por la noche para dormir.

Prepara un baño con 10 gotas en 1 cucharada de base para el baño que añadirás a la bañera ya llena de agua caliente. Relájate en el agua 20 minutos, sécate sin aclararte y acuéstate.

Piel:

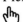 Aplica entre 2 y 4 gotas puras sobre la zona irritada o infectada.

Dolores (musculares, reumáticos, digestivos):

 Aplica entre 2 y 4 gotas, diluidas en 1 cucharada de aceite vegetal, y masajea directamente la zona dolorosa (el vientre, en caso de dolores digestivos).

 Prepara un baño con 10 gotas de lavanda fina en 1 cucharada de base para el baño o leche y añade la mezcla a la bañera llena de agua caliente. Relájate durante 20 minutos, sécate sin aclararte y acuéstate.

Espasmos digestivos:

Ingiere 2 gotas (con un comprimido neutro, 1 cucharadita de aceite de oliva y ¼ de cucharadita de azúcar) 3 veces al día.

Piojos (*véase* «Piojos: ¡preparado de choque!», pág. 36).

Otros posibles usos

La lavanda fina es omnipotente y polivalente en extremo. Aromatiza platos (¿no has probado la macedonia o la crema quemada a la lavanda?), los armarios (varias gotas en un trozo de madera), la ropa de cama (vaporizada con agua al aceite esencial de lavanda fina), desodoriza una habitación (varias gotas en un platillo), etc.

ENSALADA DE CABRA A LA LAVANDA
Para 4 personas
Ingredientes: canónigos (o cualquier otra hoja verde) – 2 bolas de queso de cabra – 4 rebanadas de pan de cereales – 1 cucharada de aceite de oliva – 1 cucharadita de mostaza – medio limón – 4 cucharaditas de miel – 1 o 2 gotas de aceite esencial de lavanda fina – Sal y pimienta

Precalienta el horno.

Reparte la miel por encima del pan, untando bien las esquinas. Corta los quesos por la mitad en sentido horizontal.

En un plato o en la rejilla del horno, coloca las rebanadas, pon un trozo de queso encima de cada una y hornea durante 10 minutos. ¡No más!

Durante ese tiempo, prepara la ensalada: lava las hojas verdes, prepara la vinagreta (con el aceite de oliva, el aceite esencial, la mostaza, el jugo del medio limón y un poco de sal y pimienta).

Sirve las tostadas recién sacadas del horno con la ensalada.

CREMA INGLESA PROVENZAL
Para 4 personas
Ingredientes: 50 cl de leche – 5 huevos – 10 cl de miel líquida – 1 gota de aceite esencial de lavanda fina

Precalienta el horno a 150 °C. Mientras tanto, calienta la leche en un cazo.

Separa las claras y las yemas.

Bate las yemas con la miel y la lavanda.

Cuando la leche empiece a hervir, viértela sobre los huevos sin dejar de remover.

Reparte la crema en los cuencos y cuece al baño maría (en una fuente con dos dedos de agua) en el horno entre 30 y 40 minutos.

Saca del horno y deja enfriar.

Guarda en la nevera y sirve bien frío. ¡Con galletas de lavanda!

Contraindicaciones y comentarios

–Igual que todos los aceites esenciales, está prohibido durante el primer trimestre del embarazo, así como durante la lactancia.

–No obstante, como es perfectamente inofensivo, se puede utilizar en los bebés (1 gota como máximo a partir de los 3 meses) y los niños de cualquier edad.

LAVANDÍN
Lavandula angustifolia x lavandula latifolia (lavandula x burnatii)
(híbrido de lavanda y lavanda fina)

Familia: *Lamiaceae*
Origen: Francia, España, Italia
Parte de la planta utilizada: partes superiores floridas
Tipo de olor: comparable al de la lavanda, a flor y bosque, fresco

Principales indicaciones
Dolores musculares, rampas
Picores (prurito)

Posibles usos
 Sobre la piel: sí +++ (1 o 2 gotas puras sobre una superficie pequeña, o diluidas en otros aceites esenciales Y en aceite vege-

tal en caso de aplicaciones repetidas sobre una superficie más grande o si se trata de pieles sensibles).

 Inhalación: sí + (en difusión o sobre la almohada).

Nos gusta porque...

Es una «mezcla» de lavanda y lavanda fina muy fuerte y con un buen rendimiento. En consecuencia, es un aceite esencial agradable, con muchas virtudes y económico.

Propiedades

–Espasmolítico.
–Contra las rampas, el cansancio y las contracturas.
–Antiálgico.
–Prepara los músculos para el esfuerzo.
–Cicatrizante, antipicores.
–Relajante.

Indicaciones

–Fatiga y dolor muscular: cansancio, contracturas, rampas.
–Preparación del deportista.
–Pequeños accidentes cutáneos: picaduras leves de insectos, pequeñas quemaduras, insolaciones, contacto con ortigas, picores.
–Problemas nerviosos: ligeros insomnios o episodios de estrés.
–Sofocones de calor, básicamente relacionados con el estrés.

Consejos de uso

Ayuda muscular (prevención, cura):

 Aplica 2 gotas de lavandín y 2 gotas de romero alcanfor diluidas en 1 cucharada de aceite vegetal de árnica, y masajea las zonas musculares afectadas.

Postesfuerzo:

 Prepara un baño a razón de 10 gotas en un tapón de base para el baño. Añade a la bañera con agua caliente y relájate en el agua durante 20 minutos.

Problemas cutáneos:

 Aplica varias gotas puras (si se trata de una zona pequeña) o mezcladas con aceite vegetal (si se trata de una zona más extensa) sobre la piel lesionada, picada, quemada o que escuece.

Insomnio:

 Vierte 2 gotas sobre la almohada en el momento de acostarte.

+

 Difunde en la habitación 5 gotas durante 10 minutos mientras te preparas para acostarte (te lavas los dientes, te pones el pijama, lees un poco...).

+

 Prepara un baño a razón de 10 gotas de lavandín por 2 cucharadas de base para el baño o leche.

Nervios

 Ingiere 2 gotas puras colocadas debajo de la lengua o diluidas en aceite de oliva, miel o azúcar. Repite 1, 2 o 3 veces al día, según la necesidad.

+

 Respira hondo un pañuelo desechable impregnado con varias gotas de lavandín. Repite entre 2 y 3 veces al día, según la necesidad.

Otros posibles usos

El lavandín es un buen antídoto para cualquier tipo de rampa. Si las sufres con frecuencia, prepara la siguiente fórmula:

ACEITE ANTIRRAMPAS ————————————————————————

En un frasco, vierte 20 gotas de aceite vegetal de árnica, añade 30 gotas de lavandín, 10 gotas de romero alcanfor, 10 gotas de jengibre. Cierra y mezcla bien. Aplica varias gotas de esta fórmula cada vez que te dé una rampa y masajea muy despacio toda la zona contracturada.

Contraindicaciones y comentarios

–Es un aceite muy interesante para personas deportivas o muy activas a nivel físico.

–No debes confundir el lavandín con la lavanda fina (más antiestresante) o la lavanda (más eficaz contra las picaduras y quemaduras). Las tres «lavandas» poseen moléculas (y virtudes) muy distintas:

  –La lavanda fina alcanza los 50 cm de altura. Le gusta el calor, la luz y el espacio. Crece de forma natural por encima de los 1.000 m de altura.

  –La lavanda únicamente florece por debajo de los 100 m, en el interior o en el seno de las garrigas.

  –El lavandín se cultiva a menor altura, puesto que es un híbrido de las dos anteriores y, por desgracia, normalmente se le añaden pesticidas, así que mejor comprarlo biológico.

–Durante el embarazo y la lactancia, es preferible recurrir a la lavanda fina, incluso en caso de picadura o quemadura.

LENTISCO
Pistacia lentiscus

Familia: *Anacardiaceae*
Origen: Marruecos
Parte de la planta utilizada: ramas y hojas
Tipo de olor: intenso, a hierba

Principales indicaciones
Piernas pesadas
Hemorroides
Próstata

Posibles usos

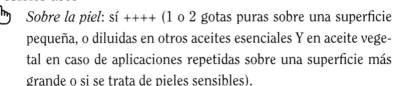

Sobre la piel: sí ++++ (1 o 2 gotas puras sobre una superficie pequeña, o diluidas en otros aceites esenciales Y en aceite vegetal en caso de aplicaciones repetidas sobre una superficie más grande o si se trata de pieles sensibles).

Ingesta: sí +

Inhalación: no

Preparado farmacéutico: supositorios (hemorroides).

Nos gusta porque...
Básicamente, es indispensable para cualquier problema de circulación sanguínea.

Propiedades
–Descongestionante venoso, linfático y prostático.
–Antiespasmódico.
–Estimulante, regenerador.

Indicaciones

–Piernas pesadas y problemas circulatorios (leves o graves: varices, hemorroides).

–Congestiones de todo tipo: útero, próstata, etc.

–Problemas de próstata (sobre todo en los hombres de avanzada edad).

–Dolores digestivos espasmódicos: colitis, aerofagia, úlcera.

Consejos de uso

Piernas pesadas, varices:

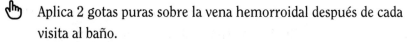 Aplica 5 gotas mezcladas con 50 gotas de aceite vegetal de palo María y masajea la zona. Repite mañana y noche.

Hemorroides:

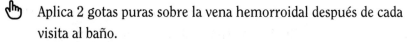 Aplica 2 gotas puras sobre la vena hemorroidal después de cada visita al baño.

Próstata:

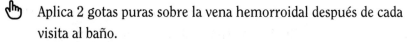 Realiza un masaje sobre el bajo vientre y la parte baja de la espalda, después de haberlo diluido en aceite de palo María al 50/50 (5 gotas de lentisco/5 gotas de palo María).

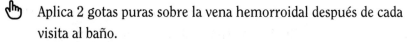 Ingiere 1 gota con un azucarillo o un poco de miel y deja que se deshaga en la boca. Repite 3 veces al día.

Dolores digestivos:

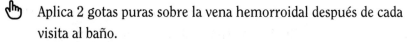 Aplica 3 gotas mezcladas con 30 gotas de aceite vegetal (a ser posible, de palo María) y masajea el abdomen. Repite mañana y noche.

Otros posibles usos

En caso de sinusitis, descongestiona y calma: 3 gotas mezcladas con 30 gotas de aceite vegetal y masajea alrededor de las sienes y la frente (hacia el seno afectado).

Contraindicaciones y comentarios

–Se desaconseja su uso a las personas con los riñones débiles.
–Igual que todos los aceites esenciales, está prohibido durante el primer trimestre del embarazo, así como durante la lactancia.

LIMÓN
Citrus limon o *citrus limonum*

Familia: *Rutaceae*
Origen: Sicilia, Argentina, España
Parte de la planta utilizada: piel
Tipo de olor: fresco, cítrico

Principales indicaciones
Problemas digestivos
Inmunidad
Plétora

Posibles usos

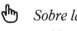 *Sobre la piel*: sí + (con precaución, pues existen riesgos de irritación cutánea si se utiliza en estado puro. No debes exponerte al sol después de haberlo usado porque es fototóxico).

Ingesta: sí +++

Inhalación: sí ++

Nos gusta porque...

Es polivalente y fácil de usar. Lo puedes utilizar a modo de prevención, para cuidar la salud o como depurativo y aliado del sistema inmunológico.

Propiedades

- Depurativo, facilita la digestión.
- Conserva la inmunidad, antivírico.
- Antiséptico general y bactericida (y local en particular).
- Refuerza los vasos sanguíneos.
- Fluidifica la sangre: acción antivitamina K.
- Ayuda a reequilibrar el organismo (contra la hipertensión o la diabetes).
- Calmante.

Indicaciones

- Hígado cansado, sistema digestivo sobrecargado o agotado (perfecto para después de las fiestas).
- Inmunidad débil o riesgo de enfermar por un virus: epidemia de catarro, de gripe, de gastroenteritis... O si alguien de casa padece una enfermedad contagiosa.
- Rubeola, piernas pesadas, síndrome de Raynaud («manos y pies fríos»), hemorroides.
- Aire con polución o con riesgo de estar contaminado (habitación de un enfermo, oficina...).
- Celulitis, retención de líquidos (a consecuencia de una insuficiencia venosa), sobrepeso.
- Fatiga (física y mental).
- Problemas de piel: reafirmante cutáneo, arrugas, forúnculos, herpes, sabañones, granos...

–Cuidado de las manos (dañadas o secas) y las uñas (que se rompen con facilidad).

Consejos de uso
Hígado:
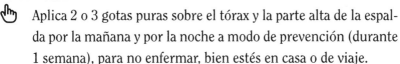 Ingiere 2 gotas de aceite esencial de limón mezcladas con una cucharadita de aceite de oliva, un comprimido neutro o un azucarillo, y deja que se funda en la boca. Repite 3 veces al día. O bien bebe 3 tazas de tisana (verbena/menta) cada día, con 1 gota de aceite esencial de limón (mezclado con una cucharadita de miel, por ejemplo).

Inmunidad:
Aplica 2 o 3 gotas puras sobre el tórax y la parte alta de la espalda por la mañana y por la noche a modo de prevención (durante 1 semana), para no enfermar, bien estés en casa o de viaje.

Ingiere 2 gotas diluidas en 1 cucharadita de aceite de oliva, miel, 1 comprimido neutro o 1 azucarillo y deja que se deshaga en la boca antes del desayuno y la cena.

Problemas de circulación o de sobrepeso:
Aplica de forma local, en una proporción del 10 % con un aceite vegetal (si es posible, de árnica). Es decir, 5 gotas de aceite esencial de limón por 50 gotas de aceite vegetal.

Desinfectar/Eliminar la polución de los espacios:
Difunde varias gotas en el aire de forma regular.

Fatiga:

 Mezcla 10 gotas de aceite esencial de limón con 50 gotas de aceite vegetal de árnica. Masajea las manos, los pies, la espalda o, si es posible, el cuerpo entero.

Piel:

 Aplica varias gotas puras sobre pequeñas superficies (herpes, sabañón) o mezcladas con la crema de día y de noche (antiarrugas, antiedad).

Manos y uñas:

 Mezcla el aceite esencial de limón con aceite de almendra dulce y masajea las manos secas, y con aceite de ricino, las uñas que se rompen con facilidad.

Otros posibles usos

Se pueden atenuar las manchas de rubicundez y las manchas oscuras gracias a las propiedades «antimanchas» de este aceite esencial.

Contraindicaciones y comentarios

–El limón puede resultar agresivo para la piel, así que siempre es mejor utilizarlo diluido (salvo excepciones). Además, es fototóxico: ¡nunca debes aplicarlo justo antes de una exposición al sol! Presta atención, también, a los perfumes elaborados a base de limón y que se aplican antes de exponerse al sol, porque son los responsables de manchas oscuras difíciles de eliminar.

–Igual que todos los aceites esenciales, está prohibido durante el primer trimestre del embarazo, así como durante la lactancia.

MANDARINA
Citrus reticulata blanco

Familia: *Rutaceae*
Origen: En un principio, Asia. En la actualidad, se encuentran
en la cuenca mediterránea (España, Italia y el Magreb),
Estados Unidos, México y Brasil
Parte de la planta utilizada: piel
Tipo de olor: afrutado, acidulado, a mandarina, ¡claro!

Principales indicaciones
Estrés, insomnio, ansiedad, angustia
Niño pequeño inquieto
Digestión lenta

Posibles usos

Sobre la piel: sí ++ (en baño, o 1 o 2 gotas puras sobre una superficie pequeña, o diluidas en otros aceites esenciales Y en aceite vegetal en caso de aplicaciones repetidas sobre una superficie más grande o si se trata de pieles sensibles).

Ingesta: sí ++

Inhalación: sí ++

Nos gusta porque...

Los niños lo adoran, ¡incluso los más pequeños! Los reconforta, los calma, los relaja profundamente, los sumerge en un dulce sueño... y, además, huele a «algo conocido».

Propiedades

–Calmante, sedante, tranquilizante, ligeramente hipnótico.
–Antiestrías, tónico cutáneo.

Indicaciones

–Problemas nerviosos: irritabilidad, ansiedad, angustia, nerviosismo, entorno «eléctrico», insomnio (dificultad para conciliar el sueño, despertares nocturnos, despertar prematuro…).
–Problemas digestivos: náuseas, dolor de estómago, reflujo gástrico, digestión lenta.
–Belleza: antiedad, piel caída, celulitis, acné…
–Infecciones cutáneas: verrugas…

Consejos de uso

Favorece la conciliación del sueño, previene los despertares nocturnos:

 Coloca 2 o 3 gotas sobre un pañuelo de papel y ponlo cerca de la almohada de los niños (aunque sean pequeños) y de los adultos.

Recupera un ambiente tranquilo (adultos nerviosos, niños sobreexcitados…):

 Difunde 6 gotas durante un cuarto de hora en las habitaciones. Lo ideal es una mezcla de 3 gotas de mandarina y 3 gotas de lavanda fina.

Angustia, ataque de estrés:

Ingiere 1 gota mezclada con un comprimido neutro (recomendado) o un poco de miel y deja que se deshaga en la boca. Entre 1 y 3 (máximo) veces al día.

Estrías:

Aplica, al mismo tiempo que la crema hidratante del cuerpo, 1 gota de mandarina diluida en una pequeña dosis de aceite e insiste en las zonas con estrías, masajeando despacio durante un buen rato.

Problemas digestivos:

 Ingiere 1 gota diluida en un poco de aceite de oliva en el momento de las incomodidades.

Pequeños problemas cutáneos (acné, verruga…):

Aplica 1 o 2 gotas (dependiendo de la superficie de piel que quieras tratar) juntamente con la crema hidratante por la mañana (si la zona a tratar va a estar cubierta durante el día, con la finalidad de evitar la fotosensibilización) o por la noche. Para las verrugas, aplica directamente 1 gota pura sobre la verruga cada día.

Otros posibles usos

La mandarina es un cosmético antiedad natural.

EL TRUCO «SIEMPRE JOVEN» ————————————————

Después del aseo, rocíate la cara con agua fría. A continuación, añade 1 gota de mandarina a la dosis de crema hidratante. Si es por la noche, añade 1 gota de árbol de palo de rosa.

Contraindicaciones y comentarios

–Precaución, es un aceite muy fototóxico: si se expone al sol, mancha la piel de forma imborrable. Los días que te expongas al sol, no te lo apliques justo antes de salir. Sólo después, por la noche, en casa. ¡También en la ciudad!

–A nivel olfativo, la mandarina es más estable que la clementina. Si puedes, elige mandarina.

–Por vía interna, únicamente utiliza de forma puntual y durante pocos días.

–Igual que todos los aceites esenciales, está prohibido durante el primer trimestre del embarazo, así como durante la lactancia.

MANZANILLA ROMANA
Chamaemelum nobile o *Anthemis nobilis*

Familia: *Asteraceae*, y compuestos
Origen: Francia
Parte de la planta utilizada: flores (capítulos florales)
Tipo de olor: floral

Principales indicaciones
Estrés

Posibles usos

 Sobre la piel: sí ++++ (1 o 2 gotas puras sobre una pequeña superficie o diluidas con otros aceites esenciales Y con aceite vegetal en caso de aplicaciones repetidas, de aplicación de una zona más extensa o de una piel sensible).

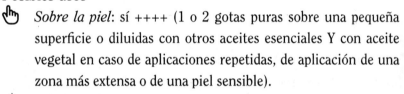 *Inhalación*: sí +++

Nos gusta porque…

Su acción calmante y antiestrés es espectacular y fulgurante. Es un pequeño tesoro que hay que llevar siempre en el bolso para hacer frente a las agresiones del día a día.

Propiedades

–Importante factor antiestrés. Calma inmediatamente en caso de agitación, incluso grave, y dolores espasmódicos nerviosos. Este aceite esencial da muy buenos resultados en los niños hiperactivos, con insomnio o muy movidos.
–Antidolor.

–Facilita la anestesia y el descanso previos a una intervención quirúrgica.

–Previene los picores y las manifestaciones cutáneas alérgicas.

Indicaciones

–Estrés, ansiedad, angustia, insomnio (sobre todo en aquellos casos en que hay pensamientos obsesivos).

–Pánico, miedo ante la idea de una intervención quirúrgica programada.

–Dolor de vientre o de cabeza de origen nervioso: hinchazón, náuseas, neuralgias, dolores tipo «colitis».

–Eczema, soriasis, manchas relacionadas con el estrés, piel sensible «en crisis».

Consejos de uso

Problemas nerviosos, dolores relacionados con el estrés:

Aplica varias gotas puras sobre el plexo solar, a lo largo de la columna vertebral, debajo del arco del pie y en la parte interna de las muñecas. También puedes verter 10 gotas de aceite esencial de manzanilla en 1 cucharadita de aceite vegetal (por ejemplo, de árnica, hipérico o almendra dulce) para masajear una zona contracturada o dolorida (nuca, parte baja de la espalda, vientre...).

Dolor de vientre, indigestión:

Aplica como se ha detallado anteriormente (problemas nerviosos).

+

Ingiere 1 gota pura directamente debajo de la lengua después de cada comida.

Problemas de piel:

👆 Aplica localmente 1 o 2 gotas sobre la zona irritada, puras si se trata de una zona pequeña, o mezcladas con aceite vegetal si se trata de una zona más extensa.

Para anestesiar el dolor de los dientes que salen:

👆 Aplica 1 gota de aceite esencial de manzanilla mezclada con 2 gotas de aceite vegetal de hipérico sobre la encía.

Otros posibles usos

La manzanilla romana calma inmediatamente el escozor provocado por la maquinilla de afeitar.

Contraindicaciones y comentarios

–Igual que todos los aceites esenciales, está prohibido durante el primer trimestre del embarazo, así como durante la lactancia.

MEJORANA
Origanum majorana

Familia: *Lamiaceae*
Origen: Egipto
Parte de la planta utilizada: partes superiores floridas
Tipo de olor: intenso, cálido, fino

Principales indicaciones
Estrés

Posibles usos

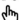 *Sobre la piel*: sí ++++ (en baño, o 1 o 2 gotas puras sobre una superficie pequeña, o diluidas en otros aceites esenciales Y en aceite vegetal en caso de aplicaciones repetidas sobre una superficie más grande o si se trata de pieles sensibles).

 Ingesta: sí +++

Inhalación: sí ++

Nos gusta porque…

Es verdaderamente extraordinario en todos los casos de problemas de origen nervioso.

Propiedades

–Calmante (instantáneo), devuelve el equilibrio.

–Antifatiga, nos devuelve «el nervio».

–Antitusivo.

–Intenso calmante sexual, antiafrodisíaco (anafrodisíaco).

Indicaciones

–Después de dejar de fumar.

–Bulimia.

–Estrés, bloqueos de todo tipo, nervios, angustia, ansiedad, insomnio, agresividad, obsesión sexual…

–Traducción física de los problemas nerviosos: contracturas musculares (dolor de espalda, rampas…), dolores varios, tos nerviosa, dificultad para respirar, problemas del ritmo cardíaco, espasmofilia, dolores digestivos (gases), úlcera en el estómago.

–Gran fatiga (en caso de que vaya unida a un importante estrés).

–Tos seca.

Consejos de uso

Contra el tabaco, la bulimia, el estrés:

☝ Aplica 3 o 4 gotas puras y masajea sobre el plexo solar, la columna vertebral y el arco del pie. Repite mañana y noche.

🥣 Respira hondo 3 o 4 gotas puras aplicadas sobre la cara interna de las muñecas.

Dolores vinculados al estrés:

☝ Aplica 2 gotas mezcladas con 20 gotas de aceite vegetal de palo María y masajea la zona con dolor 2 veces al día.

En caso de dolores digestivos (gases, úlcera…):

⊂⊃○ Ingiere 2 gotas con un comprimido neutro, una cucharadita de aceite de oliva o de miel o un azucarillo, a partir del momento en que aparezca el dolor (si es puntual) o 20 minutos antes de cada comida durante 20 días (si es crónico).

Fatiga:

⊂⊃○ Ingiere 2 gotas colocadas debajo de la lengua, 2 veces al día, durante 20 días.

+

☝ Aplica 2 gotas mezcladas con 20 gotas de aceite vegetal de palo María y masajea la columna vertebral 2 veces al día.

Otros posibles usos

En caso de dolor o desconsuelo, aplica 1 gota sobre la cara interna de cada muñeca e inhala fondo.

Contraindicaciones y comentarios

–Si tienes la piel muy sensible, antes de la aplicación sobre el plexo solar, diluye el aceite esencial al 50 % (5 gotas de mejorana, 5 gotas de aceite vegetal).

–Igual que todos los aceites esenciales, está prohibido durante el primer trimestre del embarazo, así como durante la lactancia.

MENTA PIPERITA
Mentha piperita

Familia: *Lamiaceae*
Origen: India
Parte de la planta utilizada: partes aéreas floridas
Tipo de olor: característico, «a menta fresca»

Principales indicaciones
Problemas digestivos
Contra el dolor

Posibles usos

 Sobre la piel: sí ++ (en baño, o 1 o 2 gotas puras sobre una superficie pequeña, o diluidas en otros aceites esenciales Y en aceite vegetal en caso de aplicaciones repetidas sobre una superficie más grande o si se trata de pieles sensibles).

 Ingesta: sí ++++

Inhalación: sí ++ (durante sesiones de 15 minutos máximo).

Nos gusta porque...

Su perfume refresca y calma. Soluciona, en un abrir y cerrar de ojos, los pequeños problemas digestivos cotidianos y elimina sin problema los dolores de cabeza o los mareos fruto de algún viaje. ¡Es increíble y fácil de utilizar!

Propiedades
–Facilita la digestión.
–Contra el dolor.
–Contra las náuseas.
–Contra los picores.
–Favorece la concentración y la calma.

Indicaciones
–Problemas digestivos.
–Digestión lenta, indigestión, reflujo ácido, gases, náuseas, vómitos, mareos en los viajes, mal aliento.
–Dolores de cualquier tipo.
–Tendinitis, ciática, reumatismos, dolores de cabeza, neuralgias, herpes zóster, herpes, migraña.
–Picores cutáneos de cualquier origen (urticaria alérgica, eczema, varicela, acaloramiento posterior a la maceración de una herida o a la alternancia entre frío y calor).

Consejos de uso
Problemas digestivos:
⊸○ Ingiere 1 o 2 gotas puras (sobre un azucarillo o una cucharadita de miel) después de las comidas o cuando sea necesario.

+

 Aplica 3 gotas de menta mezcladas con 10 gotas de aceite vegetal (de caléndula, si es posible) y masajea el estómago después de cada comida.

Dolores:

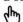 Aplica 3 gotas de menta mezcladas con 10 gotas de aceite vegetal (de árnica, si es posible) y masajea la zona con dolor 3 veces al día.

En caso de herpes zóster o herpes: aplica 1 o 2 gotas puras y masajea todo el nervio afectado.

En caso de migraña: aplica 1 o 2 gotas puras sobre las sienes, 1 o 2 veces.

Picores:

 Aplica 3 gotas de menta por cada 10 gotas de aceite vegetal (de caléndula, si es posible) y masajea la zona con dolor, 3 veces al día.

Otros posibles usos

Es excelente para perfumar una ensalada de naranja o un helado de chocolate. Cuenta 1 gota por porción y por persona.

Contraindicaciones y comentarios

–No realices jamás un baño de aceite esencial de menta piperita sin antes diluirlo en aceite vegetal, leche o base para el baño.

–Y tampoco sobre la piel. Recuerda siempre que debes mezclarlo con una cantidad suficiente de aceite vegetal. Si no, existen muchos riesgos de irritación.

–Este aceite esencial está prohibido durante todo el embarazo, para la madre que amamanta y en los niños menores de 6 meses.

–También está contraindicado para aquellas personas epilépticas y debe utilizarse con cuidado en personas mayores.

MIRTO
Myrtus communis myrtenylacetatiferum (rojo),
Myrtus communis cineoliferum (verde)

Familia: *Myrtaceae*
Origen: Países mediterráneos (Córcega, Marruecos, Túnez), Balcanes
Parte de la planta utilizada: ramas de hojas
Tipo de olor: a alcanfor, fresco (recuerda a la menta)

Principales indicaciones
Saneamiento del aire (sobre todo el mirto verde)
Hemorroides, varices (sobre todo el mirto rojo)

Posibles usos

🖐 *Sobre la piel*: sí +++ (diluido en aceite vegetal).

🥄 *Ingesta*: sí

🥣 *Inhalación*: sí +++

Nos gusta porque…

Rojo o verde: es el mejor para «secar» en caso de exceso de mucosidad (tos, asma…) y para sanear el aire que respiras. Además, es antitóxico, con lo cual también se puede utilizar con niños pequeños, personas mayores y personas débiles.

Rojo: es un gran descongestionante venoso y linfático.

Propiedades

Cuando no especifiquemos «verde» o «rojo», significa que la eficacia de ambos es casi idéntica (ejemplo: para relajarte, problemas cutáneos…).

Verde:

–Antiséptico de las vías respiratorias, descongestionante respiratorio, expectorante.

Rojo:

–Antiséptico de las vías respiratorias, descongestionante respiratorio, expectorante.

–Descongestionante venoso: mejora la circulación venosa y linfática.

–Estimulante del tiroides.

–Calmante (ayuda a dormir).

Indicaciones

–Ambiente que hay que desinfectar: epidemia de gripe, catarro, gastroenteritis, microbios, malos olores…

–Tos: espasmódica (tos seca, tos del fumador), asma, bronquitis.

–Problemas circulatorios locales: varices hemorroides (*sobre todo el rojo*).

–Afectaciones ORL: mucosidad líquida abundante (*sobre todo el verde*).

–Afectaciones cutáneas: estrías, soriasis.

Consejos de uso

Desintoxicar el aire que respiras:

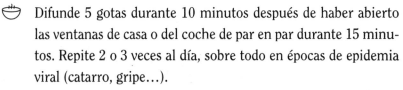 Difunde 5 gotas durante 10 minutos después de haber abierto las ventanas de casa o del coche de par en par durante 15 minutos. Repite 2 o 3 veces al día, sobre todo en épocas de epidemia viral (catarro, gripe…).

Bronquitis crónica, asma nerviosa, tos seca y espasmódica, tos grasa, mucosidades:

☞ Aplica 4 gotas diluidas en una cucharada de aceite vegetal y fricciona sobre los bronquios y la parte superior de la espalda.

+

⊶ Bebe tisanas muy calientes de tomillo y mezcla una cucharada de miel y 1 gota de mirto.

El preparado «H» para las hemorroides; fórmula súper calmante:

☞ Aplica de forma local 1 gota de mirto rojo diluida en 3 gotas de aceite vegetal, entre 3 y 5 veces al día, con un suave masaje con la punta del dedo.

Mucosidad líquida:

🍵 Respira un pañuelo desechable impregnado con varias gotas, mejor después de haberte sonado a conciencia y haber realizado una limpieza de las vías respiratorias con agua de mar.

Problemas cutáneos:

☞ Aplica 1 o 2 gotas diluidas en la dosis diaria de aceite o crema hidratante.

Otros posibles usos

El mirto ayuda a la relajación y a la preparación para el sueño.

LA BUENA IDEA ——————————————

Quince minutos antes de acostarte, vierte una gota sobre la almohada, en una esquina que no esté en contacto con el rostro. O añade 1 gota a la difusión que prepares por la noche (lavanda fina, mandarina…). Acuéstate tranquilamente mientras respiras las moléculas calmantes.

Contraindicaciones y comentarios

– Es un aceite esencial bastante caro, aunque incomparable para facilitar el paso de la tos seca y agotadora a la tos grasa y productiva.
– No modifiques las dosis como te apetezca, ni creas que si tomas más te curarás antes. Respeta las cantidades y las frecuencias para evitar cualquier riesgo. De hecho, por vía interna nunca debes sobrepasar la cantidad de 2 gotas por toma, y puedes repetirlo 2 veces al día.
– Igual que todos los aceites esenciales, está prohibido durante el primer trimestre del embarazo, así como durante la lactancia.

NARANJA AMARGA
Citrus aurantium ssp. amara

Familia: *Rutaceae*
Origen: Paraguay
Parte de la planta utilizada: hojas
Tipo de olor: acidulado, floral, fresco

Principales indicaciones
Estrés
Dolores espasmódicos

Posibles usos

 Sobre la piel: sí +++ (1 o 2 gotas puras sobre una superficie pequeña, o diluidas en otros aceites esenciales Y en aceite vegetal en caso de aplicaciones repetidas sobre una superficie más grande o si se trata de pieles sensibles).

Ingesta: sí +

Inhalación: sí +

Nos gusta porque...

Su aroma cítrico con una nota pronunciada de naranja nos calma de forma inmediata. Y precisamente ésa es su especialidad: calmar, relajar, luchar contra la depresión. ¡A todos nos viene bien algún día!

Propiedades

—Antidepresivo, antiestrés, relajante, favorece el sueño (muy potente).

—Antiespasmódico (muy potente).

—Ayuda a recuperar el equilibrio.

—Revitalizante para la piel.

Indicaciones

—Cualquier problema relacionado con un desequilibrio nervioso: estrés, ansiedad, angustia, sueño perturbado, contracturas musculares, dolores musculares (de origen nervioso), obsesiones sexuales (tendencia a obcecarse en esto), dolor de vientre, ardores gástricos, reflujo gástrico, espasmofilia, asma nerviosa, dificultades para respirar, transpiración excesiva, problemas del ritmo cardíaco...

—Problemas e infecciones cutáneos: acné, eczema, escaras, forúnculos, llagas, «placas»...

—Cuidados de la piel.

Consejos de uso

Desequilibrios nerviosos:

Aplica varias gotas puras a lo largo de la columna vertebral, debajo del arco del pie y sobre el plexo solar.

Pon 1 gota pura sobre la parte interna de cada muñeca e inhala hondo.

En baño: báñate durante unos 20 minutos justo antes de acostarte en una bañera con agua caliente (al menos, 37 ºC) a la que habrás añadido una mezcla de 10 gotas de naranja amarga y 1 cucharada de base para el baño o leche.

 Con la ayuda de un difusor, difunde 1 ml (unas 31 gotas) de naranja amarga por la mañana o por la noche, dependiendo de cuando más lo necesites.

Problemas cutáneos, cuidados de la piel:
Aplica entre 2 y 4 gotas puras sobre la zona afectada.

Otros posibles usos
Este aceite esencial funciona especialmente bien con los niños, puesto que calma y favorece el sueño.

Contraindicaciones y comentarios
–Igual que todos los aceites esenciales, está prohibido durante el primer trimestre del embarazo, así como durante la lactancia.

NARANJA DULCE
Citrus sinensis

Familia: *Rutaceae*
Origen: Brasil
Parte de la planta utilizada: piel
Tipo de olor: característico de la naranja,
afrutado (dulce), cítrico

Principales indicaciones
Estrés, insomnio
Problemas digestivos

Posibles usos

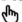 *Sobre la piel*: sí +++ (1 o 2 gotas puras sobre una superficie pequeña, o diluidas en otros aceites esenciales Y en aceite vegetal en caso de aplicaciones repetidas sobre una superficie más grande o si se trata de pieles sensibles. No debes exponerte al sol después de la aplicación porque también es fototóxico).

Ingesta: sí ++

Inhalación: sí ++

Nos gusta porque…

Su aroma tan característico es calmante y tranquilizante, seguramente porque ya nos resulta familiar. Cuando pelamos una naranja, es ese olor típico que nos llena los orificios nasales. En realidad, este aceite esencial calma los nervios de grandes y pequeños e incita al sueño.

Propiedades

–Calmante, relajante.
–Favorece el sueño.
–Abre el apetito y facilita la digestión.
–Limpia el aire.
–Tonifica la piel.

Indicaciones

–Estrés, nervios, irritabilidad, ansiedad.
–Agitación (niños).
–Problemas de sueño (niños, adultos).
–Problemas digestivos tipo «indigestiones» (sobre todo si están relacionados con el estrés).
–Desinfección atmosférica.
–Piel caída.

Consejos de uso

Cualquier problema vinculado al estrés:

En baño: 5 gotas mezcladas con 1 cucharada de base para el baño o leche y añadida al agua caliente de la bañera.

+

 Ingiere 3 gotas mezcladas con una cucharadita de miel y deja que se deshaga en la boca, preferiblemente después de las comidas (a modo de postre, por ejemplo).

+

 Difunde 4 gotas en la habitación por la noche con la ayuda de un difusor, o sencillamente colócalas en un platillo cerca de una fuente de calor.

Limpiar el aire:

Difunde 4 gotas con la ayuda de un difusor o colócalas en un platillo cerca de una fuente de calor.

Piel caída:

Cara: mezcla 1 gota con tu dosis de crema hidratante habitual y aplica mañana y noche.

Cuerpo: mezcla 50 gotas de naranja con 10 gotas de aceite vegetal y masajea las zonas afectadas, o todo el cuerpo.

Otros posibles usos

¡Aquí tenemos otro excelente auxiliar de cocina! Añade entre 2 y 4 gotas a una sopa, una ensalada o la vinagreta, un risotto, un sorbete, un helado, un pastel, una macedonia… Obtienes todo el aroma cítrico sin el inconveniente del trozo de piel.

Contraindicaciones y comentarios

–Como el resto de aceites esenciales de cítricos, puede provocar alergias cuando lo aplicamos sobre la piel. Haz una prueba primero en una pequeña zona, y siempre diluido. Además, es fototóxico; ¡no te lo apliques nunca justo antes de exponerte al sol!
–Igual que todos los aceites esenciales, está prohibido durante el primer trimestre del embarazo, así como durante la lactancia.

NIAOULI
Melaleuca quinquenervia o *Melaleuca viridiflora*

Familia: *Myrtaceae*
Origen: Madagascar
Parte de la planta utilizada: hojas
Tipo de olor: persistente, exótico, «como el eucalipto»

Principales indicaciones
Enfermedades respiratorias
Inmunidad

Posibles usos

Sobre la piel: sí ++++ (en baño, o 1 o 2 gotas puras sobre una superficie pequeña, o diluidas en otros aceites esenciales Y en aceite vegetal en caso de aplicaciones repetidas sobre una superficie más grande o si se trata de pieles sensibles).

Ingesta: sí +++

Inhalación: sí +++

Preparado farmacéutico: supositorios.

Nos gusta porque...

Este aceite esencial de fuerte olor pertenece a la gran familia de las mirtáceas, igual que el eucalipto. Supone una forma muy aromática y exótica de limpiar los bronquios y tratar el herpes labial...

Propiedades

–Antibacteriano, antivírico, antimicótico.
–Facilita la tos y la expectoración.
–Estimula la inmunidad.
–Antiherpes.
–Protege la piel de las radiaciones de la radioterapia.
–Contra los picores.

Indicaciones

–Todas las enfermedades respiratorias, ya sean víricas (resfriado, gripe) o bacterianas (bronquitis, otitis, rinofaringitis, sinusitis), catarros, tos...
–Piernas pesadas, hemorroides, varices.
–Infecciones cutáneas: acné, eczema, herpes (incluso genital), micosis, llagas, varicela, herpes zóster.
–Lesiones de la piel causadas por la radioterapia (utiliza el niaouli de modo preventivo y/o curativo).

Consejos de uso

Enfermedades respiratorias:

 Aplica varias gotas, mezcladas al 50 % con aceite vegetal (5 gotas de niaouli por 5 gotas de aceite vegetal, de macadamia a ser posible) y masajea sobre los bronquios y la parte superior de la espalda, entre 2 y 3 veces al día durante 5-10 días (hasta la curación).

Respira entre 3 y 5 gotas vertidas en un cuenco de agua a punto de ebullición e inhala entre 10 y 15 minutos (no debes exponerte a la polución después de haber inhalado; así pues, no debes salir de casa).

Piernas pesadas y problemas de piel:

Aplica varias gotas mezcladas al 50 % con aceite vegetal (15 gotas de niaouli por 15 gotas de aceite vegetal, si es posible de palo María), y masajea la zona afectada, 3 o 4 veces al día hasta la completa curación. Para el herpes, aplica 2 gotas de niaouli puro 8 veces al día hasta la curación.

Lesiones de la piel fruto de la radioterapia:

Aplica varias gotas mezcladas al 50 % con aceite vegetal (10 gotas de niaouli por 10 gotas de aceite vegetal, de rosa mosqueta si puede ser), y masajea sobre la zona a tratar, 3 o 4 veces al día hasta la curación. A modo preventivo, no lo diluyas en aceite vegetal; utilízalo puro.

Otros posibles usos

En caso de laringitis, vierte 1 gota de niaouli en un azucarillo, un poco de miel o 1 comprimido neutro y deja que se deshaga en la boca. Repite 4 veces al día, entre las comidas, hasta la curación (no sobrepases los 5 días de tratamiento).

Contraindicaciones y comentarios

–Igual que todos los aceites esenciales, está prohibido durante el primer trimestre del embarazo, así como durante la lactancia.

–Evita utilizarlo en niños menores de 3 años.

–Para evitar posibles irritaciones, acuérdate de diluirlo.

ORÉGANO COMPACTO
Origanum compactum

Familia: *Lamaceae*
Origen: Balcanes
Parte de la planta utilizada: parte superior florida
Tipo de olor: especiado, picante, intenso

Principales indicaciones
Antibiótico natural
Cualquier tipo de infección

Posibles usos

 Sobre la piel: sí (exclusivamente muy diluido y muy localizado pues existen posibles riesgos de irritación cutánea si se usa en estado puro).

 Ingesta: sí ++++ (períodos cortos).

 Inhalación: no

➕ *Preparado farmacéutico*: comprimidos

Nos gusta porque...

Es extraordinariamente potente, es un auténtico antibiótico natural. Resulta indispensable contra las enfermedades «del invierno» (resfriados, gripes...), así como las «del verano» (diarrea del viajero). Resulta igualmente ideal contra todas las infecciones crónicas resistentes a los tratamientos habituales o a otros aceites esenciales antibacterianos.

Propiedades

–Antibacteriano, «antibiótico natural».
–Antimicosis, antiparásitos.

–Antivírico.

–Estimula la inmunidad.

–Refuerza la positividad, estimulante.

Indicaciones

–Cualquier infección de las vías respiratorias: anginas, bronquitis, gripe, laringitis, sinusitis, traqueítis.

–Cualquier infección intestinal: gastroenteritis, parásitos, diarrea infecciosa...

–Cualquier infección de las vías urinarias: cistitis...

–Fatiga profunda, física, mental y nerviosa.

Consejos de uso

Cualquier tipo de infección:

Ingiere 2 gotas con un comprimido neutro, con 1 cucharadita de aceite de oliva o de miel o con ¼ de azucarillo 2 o 3 veces al día durante 7-10 días. Ten cuidado de diluir bien las gotas en el soporte escogido, puesto que este aceite esencial es especialmente fuerte.

Aplica 1 gota de orégano diluido en 8 gotas de aceite vegetal (de hipérico, a ser posible) y masajea el pecho y la parte superior de la espalda durante 7-10 días.

Fatiga:

Ingiere 2 gotas mezcladas con 1 cucharadita de aceite de oliva, miel o un azucarillo 2 o 3 veces al día durante 2 o 3 semanas.

o

Aplica 1 gota (diluida en 3 gotas de aceite vegetal) sobre el plexo solar y 1 gota (la misma disolución) en la parte alta de la espalda, 3 veces al día durante un máximo de 3 semanas.

116

Contraindicaciones y comentarios

–Este aceite esencial es muy potente. Respeta mucho las posologías recomendadas. En concreto, no lo utilices durante demasiado tiempo (nunca más de 3 semanas seguidas) y no multipliques las tomas ni las aplicaciones.

–No lo apliques en estado puro.

–No debe ser tu primera opción para los «cocos del día a día»; únicamente debes utilizarlo en caso de un problema preocupante o «resistente».

–Su uso está prohibido durante todo el embarazo y en madres que amamantan. En caso de querer utilizarlo con un niño pequeño, debes recurrir a un médico.

PALMAROSA
Cymbopogon martinii var. Motia

Familia: *Poaceae* (Gramíneas)
Origen: India
Parte de la planta utilizada: hierba
Tipo de olor: ligeramente floral, «como la rosa»

Principales indicaciones
Micosis
Transpiración
Problemas de la piel

Posibles usos

 Sobre la piel: sí ++++ (1 o 2 gotas puras sobre una superficie pequeña, o diluidas en otros aceites esenciales Y en aceite vegetal en caso de aplicaciones repetidas sobre una superficie más grande o si se trata de pieles sensibles).

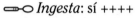 *Ingesta*: sí ++++

 Inhalación: sí +

 Preparado farmacéutico: óvulos (problemas ginecológicos, micosis).

Nos gusta porque...

Aunque sea poco conocido, es el aceite más adaptado para los problemas de la piel en general. Y su aroma recuerda al de la rosa, es decir que es delicado y fino.

Propiedades

–Antibacteriano, antimicótico, antivírico.

–Estimulante inmunitario.

–Astringente, estimulante celular, hidratante y cicatrizante.

–Potente antiinfecciones ORL (sobre todo en los niños pequeños).

–Excelente drenante linfático.

–Tonificante, afrodisíaco.

Indicaciones

–Cualquier tipo de micosis (piel, órganos genitales).

–Transpiración excesiva (o malos olores relacionados con el sudor).

–Cualquier tipo de problema cutáneo: acné, cortes, grietas, sabañones, eczema, escaras, llagas.

–Adelgazante (drenante).

–Cuidados cotidianos de la piel.

–Libido débil.

Consejos de uso

Problemas de la piel en general:

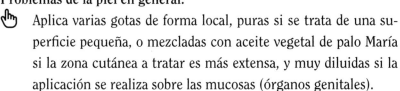 Aplica varias gotas de forma local, puras si se trata de una superficie pequeña, o mezcladas con aceite vegetal de palo María si la zona cutánea a tratar es más extensa, y muy diluidas si la aplicación se realiza sobre las mucosas (órganos genitales).

Como «desodorante»:

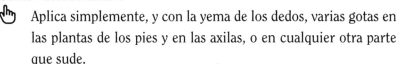 Aplica simplemente, y con la yema de los dedos, varias gotas en las plantas de los pies y en las axilas, o en cualquier otra parte que sude.

Para el drenaje adelgazante:

Mezcla 5 ml de palmarosa con 5 ml de aceite vegetal, de nuez si es posible, y masajea las zonas a tratar, partiendo siempre desde abajo (tobillos) para remontar hacia arriba (muslos): tienes que «acompañar» la circulación de retorno.

Cuidados cotidianos:

Mezcla 1 o 2 gotas con la crema de día o de noche y será el mejor cuidado que puedes darle a tu piel, sobre todo si te ocasiona problemas.

Libido débil:

Masajea la parte baja de la espalda con varias gotas puras o diluidas al 20 % en aceite vegetal de nuez (es decir, 2 gotas de aceite esencial por 10 gotas de aceite vegetal).

+

 Difunde varias gotas con la ayuda de un difusor.

Otros posibles usos

El aceite de palmarosa se puede utilizar para facilitar el parto, aunque únicamente en los últimos momentos del embarazo y sólo por consejo de un especialista en aromaterapia.

Contraindicaciones y comentarios

–Está prohibido durante todo el embarazo, así como durante la lactancia.

PINO SILVESTRE
Pinus sylvestris

Familia: *Pinaceae*
Origen: Austria
Parte de la planta utilizada: hojas
Tipo de olor: característico, «como el abeto»

Principales indicaciones
Problemas respiratorios
Mucha fatiga

Posibles usos

Sobre la piel: sí +++ (exclusivamente diluido porque existen posibles riesgos de irritación cutánea si lo utilizas en estado puro).

Ingesta: no

Inhalación: sí +++

Preparado farmacéutico: supositorios (junto con otros aceites esenciales: contra la bronquitis).

Nos gusta porque...

Su aroma fresco, sincero, a bosque de alta montaña, nos procura enseguida un aumento de energía. Pero, sobre todo, es muy útil para ayudar a combatir las «enfermedades del invierno».

Propiedades

–Antiséptico respiratorio.

–Antibronquitis, antiasma.

–Ayuda a transpirar.

–El pino posee unas cualidades comparables a las de la cortisona; es decir, terriblemente tonificantes. ¡Y darse un baño con olor a pino proporciona un auténtico momento de felicidad que no debes perderte!

Indicaciones

–Cualquier infección respiratoria: bronquitis, laringitis, sinusitis, tos.

–Fatiga física y nerviosa, lasitud, la sensación de «que no lo consigo nunca», depresión.

Consejos de uso

Infecciones respiratorias:

 *Preventivo: Difunde durante varios minutos en casa o el despacho, sobre todo en caso de epidemias (catarro, gripe, infecciones respiratorias de todo tipo).

*Curativo: Realiza inhalaciones secas (varias gotas sobre un pañuelo) o húmedas (varias gotas en un cuenco de agua caliente).

Realiza un masaje sobre el pecho, la parte superior de la espalda, el plexo solar y la nuca con 5 gotas de pino diluidas en 5 gotas de aceite vegetal (a ser posible, de nuez de macadamia o de almendra dulce).

Fatiga, depresión:

 Aplica varias gotas puras sobre la parte baja de la espalda, a la altura de los riñones, y bajo el arco de los pies. Repite mañana y mediodía hasta que te sientas mucho mejor.

 Inhala a fondo 1 gota depositada en la parte interna de cada muñeca.

Atención: éstas son las únicas indicaciones para aplicar pino silvestre puro sobre la piel, y con la condición de que se trate de un uso puntual. Si repites el tratamiento, será mejor que mezcles el aceite esencial con el aceite vegetal que quieras.

Otros posibles usos

Es uno de los aceites esenciales más agradables después de realizar un esfuerzo deportivo, cuando los músculos están más doloridos. Justo antes de acostarte, date un baño de unos 20 minutos en una bañera con agua caliente (al menos 37 °C), a la que habrás añadido una mezcla al 20 % de pino silvestre y base para el baño (4 gotas de pino y 20 gotas de base de baño o leche).

Contraindicaciones y comentarios

–Igual que todos los aceites esenciales, está prohibido durante el primer trimestre del embarazo, así como durante la lactancia.

–Tampoco es conveniente utilizarlo en niños menores de 6 años.

RAVINTSARA
Cinnamomum camphora cineoliferum

Familia: *Lauraceae*
Origen: Madagascar
Parte de la planta utilizada: hojas
Tipo de olor: fresco, «a alcanfor» aunque no tiene

Principales indicaciones
Epidemias víricas
Inmunidad
Fatiga

Posibles usos

 Sobre la piel: sí ++++ (1 o 2 gotas puras sobre una superficie pequeña, o diluidas en otros aceites esenciales Y en aceite vegetal en caso de aplicaciones repetidas sobre una superficie más grande o si se trata de pieles sensibles).

Ingesta: sí ++++

Inhalación: sí ++++

Nos gusta porque...

Su nombre, de origen malgache, resume a la perfección su potencial: *ravintsara* significa «hoja buena para todo» o «árbol de las hojas buenas». En cualquier caso, es el aceite esencial más antivírico, perfecto para toda la familia.

Propiedades

–Extremadamente antivírico.
–Limpieza de las vías respiratorias (bronquios, nariz).

–Refuerza la inmunidad.

–Aumenta la energía.

Indicaciones

–Epidemias (todas).

–Prevención y tratamiento de todas las enfermedades víricas, sobre todo las respiratorias (gripe, resfriado, catarro...).

–Prevención y cuidado de otras afecciones víricas: gastroenteritis, hepatitis, herpes (labial, genital), mononucleosis, herpes zóster.

–Gran fatiga física y mental.

–Convalecencia.

–Inmunidad baja.

Consejos de uso

Enfermedades víricas:

 En masaje

*Preventivo (durante todo el período de riesgo): 2 gotas puras sobre los orificios nasales por la mañana, y bajo el arco del pie y el tórax, por la noche.

*Tratamiento: la misma posología que en el anterior punto, pero debes repetirlo 4-5 veces al día hasta la completa curación.

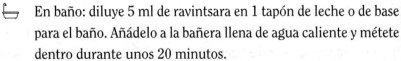 En baño: diluye 5 ml de ravintsara en 1 tapón de leche o de base para el baño. Añádelo a la bañera llena de agua caliente y métete dentro durante unos 20 minutos.

Ingiere 2 gotas puras sobre 1 comprimido neutro, un azucarillo o 1 cucharadita de aceite de oliva o miel y deja que se deshaga en la boca, 3 veces al día. Si prefieres, también puedes diluir el aceite esencial en una taza de infusión de romero con miel (en este caso, vierte la ravintsara en la cucharadita de miel antes de hundirla en la taza).

En caso de herpes labial:

 Pon 1 gota pura sobre el herpes entre 6 y 8 veces al día.

Fatiga, convalecencia, inmunidad:

 Aplica 10 gotas puras a lo largo de la columna vertebral por la mañana y por la noche hasta que se cure.

○—○ Ingiere 2 gotas puras sobre 1 comprimido neutro, un azucarillo o 1 cucharadita de aceite de oliva o miel y deja que se deshaga en la boca, 3 veces al día. Si prefieres, también puedes diluir el aceite esencial en una taza de infusión de romero con miel (en este caso, vierte la ravintsara en la cucharadita de miel antes de hundirla en la taza).

En baño: diluye 5 ml de ravintsara en 1 tapón de leche o de base para el baño. Añádelo a la bañera llena de agua caliente y métete dentro durante unos 20 minutos.

Otros posibles usos

Los niños pueden utilizar perfectamente este aceite esencial, incluso los más pequeños. Para prevenir o tratar una enfermedad respiratoria (por ejemplo, en invierno), no dudes masajear el tórax del pequeño varias veces al día con una mezcla de 50 % de ravintsara y 50 % de aceite vegetal de almendra dulce (5 gotas de uno diluidas en 5 gotas del otro).

Contraindicaciones y comentarios

–Es un aceite perfectamente tolerado por toda la familia, no irrita la piel ni presenta ninguna toxicidad.

–Igual que todos los aceites esenciales, está prohibido durante el primer trimestre del embarazo, así como durante la lactancia.

ROMERO ALCANFOR
Rosmarinus officinalis camphoriferum

Familia: *Lamiaceae*
Origen: España
Parte de la planta utilizada: partes superiores floridas
Tipo de olor: intenso, fresco, a alcanfor

Principales indicaciones
Dolores (músculos, articulaciones)
Problemas menstruales

Posibles usos
 Sobre la piel: sí +++ (exclusivamente diluido).
 Ingesta: no.
Inhalación: no.

Nos gusta porque...
Es el aceite esencial de las mujeres por excelencia. Problemas menstruales, mala circulación, estrés... ¡El romero se encarga de todo!

Propiedades
–Antirreumático.
–Evita los dolores musculares.
–Facilita las menstruaciones.
–Ayuda a digerir y facilita la función limpiadora del hígado.
–Descongestiona las venas.
–Diurético.
–Tónico a pequeñas dosis.

–Relaja y elimina las contracturas a dosis más elevadas (sobre todo, evita la sobredosis puesto que este aceite esencial contiene cetonas neurotóxicas: el alcanfor).

Indicaciones

–Cualquier tipo de sufrimiento muscular: contracturas, agujetas, rampas, reumatismos.

–Menstruaciones que se retrasan, dolorosas o muy débiles.

–Digestiones lentas, alimentos que se repiten, cualquier otro tipo de problemas digestivos (sobre todo, «hígado fatigado»).

–Piernas pesadas y problemas circulatorios (incluyendo las varices).

–Celulitis.

Consejos de uso

Reglas y digestiones:

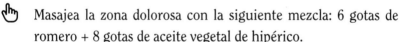 Masajea el bajo vientre con la siguiente mezcla: 3 gotas de romero + 4 gotas de aceite vegetal de nuez (en caso de problemas digestivos, dirige el masaje hacia la parte alta del vientre).

Músculos:

Masajea la zona dolorosa con la siguiente mezcla: 6 gotas de romero + 8 gotas de aceite vegetal de hipérico.

Problemas circulatorios, celulitis:

Masajea las zonas afectadas con la siguiente mezcla: 10 gotas de romero + 1 cucharada de aceite vegetal de árnica.

Otros posibles usos

Si lo aplicas sobre callos y juanetes, descubrirás una mejoría a la hora de caminar.

Contraindicaciones y comentarios

–Igual que todos los aceites esenciales, está formalmente prohibido durante el primer trimestre del embarazo, así como durante la lactancia, en los menores de 6 años y en las personas epilépticas.

ROMERO CINEOL
Rosmarinus officinalis cineoliferum

Familia: *Lamiaceae*
Origen: Norte de África (Marruecos, Túnez)
Parte de la planta utilizada: hojas y partes superiores floridas
Tipo de olor: muy aromático, fresco, «a monte»

Principales indicaciones
Afecciones respiratorias
Congestión de las vías respiratorias

Posibles usos

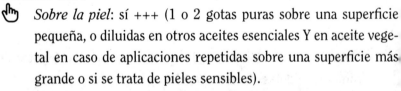 *Sobre la piel*: sí +++ (1 o 2 gotas puras sobre una superficie pequeña, o diluidas en otros aceites esenciales Y en aceite vegetal en caso de aplicaciones repetidas sobre una superficie más grande o si se trata de pieles sensibles).

Ingesta: sí, aunque en pequeñas cantidades

Inhalación: sí +++

Nos gusta porque…

Es un aceite esencial que también se puede usar a modo preventivo de las afecciones respiratorias, durante y después, a lo largo de la convalecencia. Una virtud poco común.

Propiedades

–Antiséptico y antiinflamatorio respiratorio, destruye el estafilo-coco.

–También destruye el estreptococo y el colibacilo urinario.

–Antiherpes.

–Estimulante, antifatiga nerviosa.

Indicaciones

–Infecciones respiratorias: catarro, bronquitis, sinusitis y cual-quier enfermedad respiratoria.

–Infecciones urinarias bacterianas y fúngicas.

–Fatiga: postinfección o fatiga nerviosa.

Consejos de uso

Infecciones respiratorias:

🍲 Preventivo: difunde, de día, sobre todo en los espacios donde haya gente (oficina, en el coche si eres taxista…) entre 4 y 6 gotas, máximo, cada 2 horas. Ventila bien antes y después. Puedes mez-clarlo con aceite esencial de ravintsara.

🍲 De día, si tienes la nariz, la garganta o los bronquios conges-tionados: respira (inhalación seca) 3 gotas depositadas en un pañuelo desechable, preferiblemente después de haberte sonado con cuidado y haberte realizado una limpieza de las vías respira-torias con agua de mar.

+

Por la noche, en casa:

🍲 Inhala el vapor de 3 gotas en un cuenco de agua a punto de her-vir, después de haberte sonado con cuidado y haberte realizado una limpieza de las vías respiratorias con agua de mar. Durante las 2 horas siguientes no debes exponerte al aire ni a la polución (¡nada de tabaco!).

+

⊸⊸ Prepárate tisanas de tomillo bien calientes con una cucharadita de miel a la que le habrás añadido 1 gota de romero cineol.

+

En caso de bronquitis, o para evitar que la enfermedad «baje hasta los bronquios»:

☞ Aplica 4 gotas diluidas en 1 cucharada de aceite vegetal y masajea sobre los bronquios y la parte superior de la espalda.

Infecciones urinarias:

⊸⊸ Ingiere 1 gota depositada en un comprimido neutro, 6 veces al día durante 5 días.

Fatiga física y nerviosa, convalecencia:

☞ Aplica 1 gota pura en la cara interna de cada muñeca, por la mañana, a mediodía y por la noche durante 5 días.

+

🛁 En baño: mezcla 10 gotas con cucharadas de base para el baño o leche. Prepárate 2 o 3 baños, no demasiado calientes, a la semana. Termina con un aclarado con agua fría, al menos desde los tobillos hasta las rodillas y los muslos.

Otros posibles usos

El romero cineol también posee propiedades antiherpes.

BUEN REFLEJO ————————————————————
A partir del momento en que la zona empiece a picar y notes que el herpes está «a punto de salir», aplica 1 gota pura sobre el punto exacto, entre 4 y 6 veces al día y hasta el final del ciclo, al cabo de unos 4 o 6 días.

Contraindicaciones y comentarios

–No lo utilices en niños pequeños; a partir de los 7 años está bien.

–No modifiques las dosis según tu criterio. No creas que si tomas más te curarás antes. Respeta las cantidades y las frecuencias con la finalidad de evitar cualquier riesgo. Especialmente por vía interna no debes superar jamás las 2 gotas por toma, 2 o 3 tomas cada 24 horas.

–Igual que todos los aceites esenciales, está formalmente prohibido durante el primer trimestre del embarazo, así como durante la lactancia.

SALVIA SCLAREA
Salvia sclarea

Familia: *Lamiaceae*

Origen: Francia

Parte de la planta utilizada: artes superiores floridas

Tipo de olor: « a verde, a hierba», dulce,
ligeramente alcanforado

Principales indicaciones

Problemas menstruales

Dolores femeninos

Sofocos de calor

Posibles usos

 Sobre la piel: sí +++ (diluido en aceite vegetal o en baño).

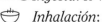 *Ingesta*: sí ++

Inhalación: sí, en pequeñas cantidades o mezclado con otros aceites esenciales.

131

Nos gusta porque...

Es el mejor amigo de la mujer, el que le alivia todos los males: menstruales, sofocos, libido baja, sequedad vaginal, celulitis.

Propiedades

–Parecido al estrógeno: «mima» nuestro propio estrógeno (hormonas femeninas).

–Combate el sudor excesivo y el sebo (la «grasa» de la piel y el cabello).

–Cuidados del pelo pobre.

–Afrodisíaco femenino.

–Antidepresivo, calmante, regulador del sistema nervioso.

Indicaciones

–Problemas menstruales: dolores, ausencia de la menstruación, ciclos irregulares, síndrome premenstrual.

–Problemas «periféricos»: sofocos de calor (premenopausia, menopausia o sin ella).

–Transpiración excesiva: demasiada sudoración en manos, pies y axilas.

–Celulitis con retención circulatoria.

Consejos de uso

Problemas menstruales:

 Diluye 15 gotas en 10 ml de aceite vegetal y aplica varias gotas de la mezcla sobre el abdomen con un masaje.

–En caso de síndrome premenstrual: cada mañana durante 7 días antes de la regla.

–En caso de ausencia de la menstruación: cada mañana y cada noche durante 7 días.

–En caso de menstruaciones dolorosas: cada mañana y cada noche durante los días con dolor.

Sofocos de calor:

⊂⊃–○ Ingiere 1 gota mezclada con un comprimido neutro. Deja que se deshaga en la boca entre 2 y 3 veces al día (si sufres sudoraciones nocturnas, mejor tómalo por la noche).

Transpiración excesiva (pies, manos, axilas):

🛁 En baño: mezcla 5 gotas con 1 cucharada de base para el baño o leche. Añádelo a una palangana y empápate las manos o los pies durante 10 minutos. No lo aclares.

+

👆 Diluye 15 gotas en 10 ml de aceite vegetal. Por la mañana, 20 o 30 minutos antes de la ducha, aplica 3 gotas bajo el arco del pie y las axilas o cualquier zona afectada.

Celulitis:

🛁 En baño: mezcla 10 gotas de salvia sclarea y 5 gotas de limón con 1 cucharada de base para el baño o leche. Añade la mezcla a la bañera llena de agua. Date un baño de 20 minutos. Repite las noches alternas. No lo aclares.

+

👆 Mezcla 20 gotas de salvia sclarea, 20 gotas de limón y 20 gotas de enebro común con 30 ml de aceite vegetal de palo María. Por la mañana, antes del aseo, masajea las zonas afectadas con la cantidad suficiente de aceite aromatizado, con curas de 20 días que debes repetir si es necesario.

Otros posibles usos

La salvia sclarea es cicatrizante.

RECETA ─────────────────────────────────

En caso de llaga, rasguño o arañazo, aplica 1 gota pura sobre la zona afectada 1 o 2 veces al día. ¡No necesitas más!

Contraindicaciones y comentarios

–Sobre todo, no confundas esta salvia sclarea con la salvia, que es mucho más delicada de manejar y supone posibles efectos tóxicos. El uso de la salvia queda restringido a la prescripción médica. La que nos ocupa, la sclarea, es delicada y no implica ningún riesgo de toxicidad. No obstante, es indispensable utilizarla con moderación y no durante demasiado tiempo, porque influye en nuestras hormonas.

–No debes utilizarla si sufres un cáncer hormono-dependiente (pecho, útero...) o si corres el riesgo de sufrirlo (antecedentes familiares, momento de remisión...).

–Precaución: evita el consumo de alcohol si estás tomando salvia sclarea; no son una buena mezcla y, en caso de abusar del alcohol, pueden manifestarse problemas digestivos como náuseas o vómitos.

–No modifiques las dosis según tu criterio. No creas que si tomas más te curarás antes. Respeta las cantidades y las frecuencias con la finalidad de evitar cualquier riesgo. Especialmente por vía interna no debes superar jamás las 2 gotas por toma.

–Igual que muchos aceites esenciales con un efecto hormonal, está prohibido durante el embarazo excepto en los últimos momentos, cuando puede ayudar al parto. También debe evitarse durante la lactancia.

–Está contraindicado en caso de presencia o antecedentes de un cáncer hormono-dependiente (pecho, útero, ovarios, próstata).

SIEMPREVIVA (INMORTAL)
Helichrysum italicum

Familia: *Asteraceae*
Origen: Córcega
Parte de la planta utilizada: parte superior florida
Tipo de olor: fuerte, intenso

Principales indicaciones
Contusiones
Circulación

Posibles usos

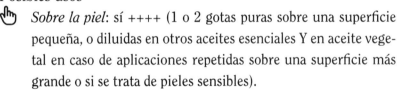 *Sobre la piel*: sí ++++ (1 o 2 gotas puras sobre una superficie pequeña, o diluidas en otros aceites esenciales Y en aceite vegetal en caso de aplicaciones repetidas sobre una superficie más grande o si se trata de pieles sensibles).

Ingesta: sí +

Inhalación: no.

Nos gusta porque…
Es el cómplice indispensable de los primeros pasos del bebé y de todas las madres que tienen hijos inquietos y deportistas. ¡Hace desaparecer los moretones como por arte de magia!

Propiedades

–Contra las contusiones.

–Facilita la circulación de la sangre.

–Cicatrizante y reafirmante para la piel.

–Antiinflamatorio, antiálgico.

Indicaciones

–Golpes, moretones, chichones, contusiones (peleas…).

–Hematomas provocados por la cirugía estética o reparadora.

–Rubeola, estrías.

–Hemorroides.

–Cualquier problema circulatorio.

Consejos de uso

Contusiones:

 Aplica lo más deprisa posible 2 o 3 gotas puras sobre la piel afectada y repite cada cuarto de hora para evitar la aparición del moretón. Si ya ha aparecido, aplica las gotas 3 o 4 veces al día, siempre con masajes suaves.

Otros problemas cutáneos:

 Aplica 2 o 3 gotas sobre la piel afectada o infectada, puras si se trata de una zona pequeña, o diluidas al 10 % (o, lo que es lo mismo, en 20 o 30 gotas) de aceite vegetal de árnica si se trata de una zona más extensa.

Circulación:

 Mezcla 2 gotas de siempreviva en 20 gotas de aceite vegetal (a ser posible, de hipérico o de germen de trigo) y masajea las zonas afectadas.

Otros posibles usos

Si los problemas de circulación van acompañados de celulitis, puedes masajear las zonas celulíticas con una mezcla de aceite esencial de siempreviva y aceite vegetal de árnica (1 gota de aceite esencial por 10 gotas de aceite vegetal).

Contraindicaciones y comentarios

–No confundas la siempreviva, pues la mejor es la que procede de Córcega, no la de los Balcanes o Madagascar.

–La siempreviva no contribuye a fluidificar la sangre, con lo cual no está contraindicada en los casos en que una persona esté siguiendo un tratamiento anticoagulante.

–El aceite esencial de siempreviva está prohibido durante todo el embarazo, así como durante la lactancia.

TOMILLO LINALOL
Thymus vulgaris linaloliferum

Familia: *Lamiaceae*
Origen: Francia, España
Parte de la planta utilizada: partes superiores floridas
Tipo de olor: intenso, «como a hierbas especiadas»

Principales indicaciones
Infecciones «difíciles»
Micosis

Posibles usos

 Sobre la piel: sí +++ (1 o 2 gotas puras sobre una superficie pequeña, o diluidas en otros aceites esenciales Y en aceite vegetal en caso de aplicaciones repetidas sobre una superficie más grande o si se trata de pieles sensibles).

🥄 *Ingesta*: sí +++

🍵 *Inhalación*: sí ++

➕ *Preparados farmacéuticos*: supositorios (problemas respiratorios, sobre todo en bebés y niños pequeños).

Nos gusta porque...

Su versatilidad en «infecciones generales» y «problemas digestivos» le permite cubrir las dolencias cotidianas más habituales, para cualquier edad y en cualquier situación. ¡Este aceite esencial cura las anginas en 2 días!

Propiedades

–Antibacteriano, antivírico, antiinfeccioso.

–Fungicida (combate la *Candida albicans*).

–Refuerza la inmunidad.

–Equilibra y armoniza (básicamente, tonifica).

Indicaciones

–Todas las infecciones con fama de «difíciles»:

*respiratorias: anginas, bronquitis, gripe, otitis, rinitis, rinofaringitis, sinusitis.

*bucales: afta, herpes, inflamación y sangrado de las encías.

*urinarias: cistitis, vulvitis, vaginitis, uretritis, prostatitis.

–Micosis.

Consejos de uso

Infecciones:

🍵 Difunde con la ayuda de un difusor para limpiar el aire y escapar a las epidemias.

Anginas:

👄 Ingiere 2 gotas sobre un comprimido neutro y deja que se deshaga en la boca, 3 o 4 veces al día.

\+

👆 Aplica 2 gotas sobre la piel, justo encima de los ganglios del cuello, 5 o 6 veces al día durante 2 días.

Cualquier otra infección respiratoria:

👆 Aplica sobre el tórax, el arco del pie y la espalda una mezcla de 2 gotas de tomillo linalol y 5 gotas de aceite vegetal (a ser posible, de nuez), 3 veces al día durante 4 o 5 días (hasta la curación).

Cualquier otra infección (principalmente urinaria):

👄 Ingiere 2 gotas con un azucarillo o 1 cucharadita de miel y deja que se deshaga en la boca entre 3 y 4 veces al día hasta la curación.

\+

👆 Aplica la siguiente mezcla sobre el bajo vientre: 2 gotas de tomillo y 10 gotas de aceite vegetal de hipérico, entre 5 y 6 veces al día durante 10 días.

Infecciones bucales:

👆 Aplica 1 gota pura directamente sobre el afta o la encía, 5 veces al día.

Micosis:

👆 Mezcla 3 gotas de tomillo con 10 gotas de aceite vegetal de palo María y aplica de forma local por la mañana y por la noche hasta la desaparición de la micosis.

+

⮾ Ingiere 1 gota con 1 comprimido neutro (o con 1 cucharadita de miel) y deja que se deshaga en la boca, 3 veces al día durante 20 días.

Otros posibles usos

El tomillo linalol es un vermífugo: elimina los áscaris y los oxiuros. Sin embargo, consulta con un médico antes de utilizarlo para verificar que el diagnóstico es correcto.

Contraindicaciones y comentarios

–Igual que todos los aceites esenciales, está formalmente prohibido durante el primer trimestre del embarazo, así como durante la lactancia.

TOMILLO TIMOL
Thymus vulgaris thymoliferum

Familia: *Lamiaceae*
Origen: Francia, España y la cuenca mediterránea, en general
Parte de la planta utilizada: partes superiores floridas
Tipo de olor: fuerte, a alcanfor, «medicinal»

Principales indicaciones
Infecciones y afecciones severas
Inmunidad débil

Posibles usos

👆 *Sobre la piel*: sí (muy diluido en aceite vegetal).

⮾ *Ingesta*: sí +++ (en curas cortas).

Inhalación: no (o en pequeñas cantidades y asociado a otros aceites esenciales).

Nos gusta porque...

Es extremadamente eficaz, es uno de los antiinfecciosos más potentes y acaban con las infecciones que «se arrastran» durante mucho tiempo.

Propiedades

–Antiinfeccioso de las vías respiratorias, urinarias, genitales y ginecológicas.

–Estimula la inmunidad.

–Antiparasitario (básicamente para la sarna).

–Antiinfeccioso cutáneo y digestivo.

–Tónico general.

Indicaciones

–Infecciones respiratorias complicadas o que no llegamos a curar: bronquitis, tos rebelde...

–Infecciones de cualquier tipo (gastroenteritis, diarrea, cistitis «que dura»), que intentas curar por segunda vez (porque ya habrás intentando curarlas con otros aceites esenciales más «suaves»).

Consejos de uso

Enfermedades infecciosas:

⇨ Ingiere 1 gota de tomillo timol con un comprimido neutro o 1 cucharadita de aceite de oliva 6 veces al día durante 5 días.

Dolor de garganta muy fuerte (anginas...):

⇨ Haz gárgaras con 2 gotas en ¼ de vaso de agua tibia durante 30 segundos. Repite cada hora hasta 4 veces al día o, lo que es lo mismo, hasta que el dolor haya desaparecido. Puedes repetir al día siguiente si todavía notas la garganta irritada.

Afta:

Haz gárgaras con 2 gotas en ¼ de vaso de agua tibia durante 30 segundos, entre 3 y 4 veces al día. Repite al día siguiente si es necesario.

Otros posibles usos

El tomillo timol estimula la inmunidad y una forma de utilizarlo es mezclar 1 gota con bastante miel 3 veces al día durante 5 días (mezcla la miel aromatizada con un té o una infusión durante el día si tienes la sensación de «haber pillado algo»).

Contraindicaciones y comentarios

–Este aceite esencial está exclusivamente indicado para los adultos y adolescentes. Su uso está prohibido para las mujeres embarazadas o que estén dando el pecho (excepto recomendación médica), las personas epilépticas o, por vía oral, las personas que sufren una enfermedad hepática. Tampoco debes utilizarlo durante un período largo. Es tan eficaz, potente y debes manejarlo con tanta precaución como los aceites esenciales de orégano o el de canela.

–Evita tomarlo después de las 16:00 horas, igual que el café, porque te puede perturbar el sueño.

–No modifiques las dosis a tu parecer, ni creas que por tomar más te curarás antes. Respeta las cantidades y las frecuencias de uso a fin de evitar cualquier riesgo. Especialmente por vía interna, no debes superar la cantidad de 2 gotas por toma.

–Durante el embarazo y la lactancia, únicamente una infección severa puede justificar su uso, y siempre bajo control médico.

YLANG-YLANG
Cananga odorata

Familia: *Anonaceae*
Origen: Madagascar
Parte de la planta utilizada: flores
Tipo de olor: sensual, embriagador, azucarado

Principales indicaciones
Fatiga (de cualquier tipo)
Estrés

Posibles usos

 Sobre la piel: sí +++ (exclusivamente diluido, pues existen riesgos de irritación cutánea si se utiliza en estado puro).

 Ingesta: sí +

Inhalación: sí ++

Nos gusta porque…

Posee auténticas propiedades afrodisíacas y por su capacidad de llenarnos de energía positiva.

Propiedades

–Estimulante en todos los aspectos: físico, mental, sexual, psicológico.

–Antidepresivo, fuerte relajante, armoniza los nervios (ying-yang, altibajos emocionales).

–Tonifica la piel y el cabello.

Indicaciones

–Fatiga sexual (masculina y femenina).

–Cualquier tipo de preocupación: estrés, pánico, dormir mal, timidez excesiva, ataques de nervios…

–Pérdida de cabello, cabello frágil.

–Piel sin vida.

Consejos de uso

Afrodisíaco:

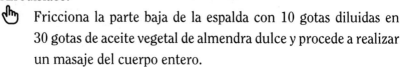 Fricciona la parte baja de la espalda con 10 gotas diluidas en 30 gotas de aceite vegetal de almendra dulce y procede a realizar un masaje del cuerpo entero.

+

Difunde varias gotas en la habitación.

Afrodisíaco y/o antiestrés:

 En baño: mezcla 5 gotas de ylang-ylang con un tapón de base para el baño (o leche), añade al agua caliente y métete en la bañera durante 20 minutos.

Cabello:

 Añade 1 gota de ylang-ylang a la dosis habitual de champú.

Piel:

Añade 5 gotas al tubo de la crema hidratante y aplícala cada día sobre la piel limpia.

Otros posibles usos

Añade 3 gotas de ylang-ylang a un cuenco de agua a punto de hervir y fabrícate un «hammam facial». Cúbrete la cabeza con una toalla para «encerrar» la cara sobre los vapores del aceite. Después de este tratamiento, no debes exponerte a la polución atmosférica.

Contraindicaciones y comentarios

–Si te aplicas ylang-ylang (en masaje) de forma habitual o si tienes la piel sensible, será mejor que lo diluyas sistemáticamente en aceite vegetal de argán, por ejemplo.

–Precaución: Este aceite esencial contiene algunos pequeños derivados de los salicílicos.

–Igual que todos los aceites esenciales, está formalmente prohibido durante el primer trimestre del embarazo, así como durante la lactancia.

Índice de problemas

Índice